U0389418

普通医药院校创新型系列教材

护理教育学

祝娉婷　张　菁　主编

科学出版社

北　京

内 容 简 介

本教材共 6 章,内容包括导论,护理教育学的心理学基础,护理教育的目标体系与课程,学校教学,临床护理教学,护理教学的教师与学生。本教材以教学为主,自学为辅,每章开头的"学习要点"列出了需要学生掌握、熟悉和了解的具体内容。本教材侧重教学技能的介绍,学校教学和临床护理教学的章节篇幅较大,旨在培养学生实际的教学技能。

本教材可供高等医学院校护理学专业本、专科学生,在职临床护理人员,成人高考学员,以及从事各层次护理专业教学、护理管理工作者参考、学习使用。

图书在版编目(CIP)数据

护理教育学 / 祝娉婷,张菁主编. —北京:科学
出版社,2018.2
普通医药院校创新型系列教材
ISBN 978 - 7 - 03 - 055464 - 2

Ⅰ. ①护…　Ⅱ. ①祝… ②张…　Ⅲ. ①护理学-教育
学-医学院校-教材　Ⅳ. ①R47

中国版本图书馆 CIP 数据核字(2017)第 283793 号

责任编辑:闵　捷
责任印制:谭宏宇 / 封面设计:殷　靓

科学出版社 出版
北京东黄城根北街 16 号
邮政编码:100717
http://www.sciencep.com
南京展望文化发展有限公司排版
广东虎彩云印刷有限公司印刷
科学出版社发行　各地新华书店经销

＊

2018 年 2 月第　一　版　开本:889×1194　1/16
2021 年 3 月第六次印刷　印张:6 1/2
字数:172 000
定价:35.00 元
(如有印装质量问题,我社负责调换)

普通医药院校创新型系列教材

专家指导委员会

主 任

龚卫娟

委 员

（按姓氏笔画排序）

丁玉琴　万小娟　王 艳　王劲松　刘永兵

刘佩健　许正新　李吉萍　李国利　肖炜明

吴洪海　张 菁　张 瑜　陈玉瑛　郁多男

季 坚　郑 英　胡 艺　胡兰英　祝娉婷

贾筱琴　康美玲　梁景岩　葛晓群　程 宏

谢 萍　窦英茹　廖月霞

普通医药院校创新型系列教材

《护理教育学》
编辑委员会

主　编
祝娉婷　张　菁

副主编
胡　艺

编　委
（按姓氏笔画排序）

王　艳　田　丽　花　蕾　吴晓华　邹会静
张　洁　张　菁　胡　艺　祝娉婷　程红梅

前　言

　　作为一名护理人员,不仅要照顾患者,为患者提供健康知识的咨询服务,同时也需要不断将经验和技能传授给新的护理人员,因此掌握教育的知识和技能是必不可少的。这就要求护理人员掌握教育学的基本理论,能清晰地认识教育的本质和功能,在把握教育的客观规律的基础上,建立科学的教育观,同时掌握护理教学的技能,解决护理教学领域的具体问题。

　　接受成人教育的学生已具备一定的理论知识,并已在各自的岗位上从事过护理工作,具有一定的职业经验和社会经验,再次接受学习和培养,不仅需要获得更高层次的文凭,更需要掌握和了解目前学科的进展和动态。故本教材针对成人教育学生的特点,坚持"以人为本,以社会需求为导向"的原则,确立具有本科导向、成教特色的护理人才培养目标,构建以"专业能力＋关键能力"为核心的培养模式,重视对学生自主学习、综合运用、分析解决问题的能力的培养,实施课程导学、模块化教学。

　　本教材共6章,编写特点有以下两点,一是注重实用性:本教材中弱化了理论性知识的内容,通过大量的实例说明如何安排教学的进程,保证教学效果,适应成人教育学生的特点和需求;二是模块化知识:本教材将教学分为学校教学和临床护理教学两个模块,在两个模块中分别介绍了其常用的教学方法和教学评价方式,便于学生选择和应用相关内容进行教育实践。

　　本教材在编写过程中,得到了扬州大学护理学院、扬州大学临床医学院、扬州大学附属医院各级领导的关心和大力支持。扬州大学护理学院各级领导都很重视本教材的编写工作,多次组织相关专家对编写的形式、内容等进行讨论、论证。

　　本教材的作者为从事护理教学和临床护理工作的专家以及护理学院的"双师制"教师,除平日里的护理临床、教学、科研工作之外,还需花费精力编写本教材,实属不易,在此对他们付出的辛勤劳动和严谨的工作态度表示感谢。受编者水平所限,对书中不足之处,恳请各位专家及使用本教材的师生和护理界同仁不吝赐教,提出宝贵意见。

主编

2017 年 10 月

目 录

第五章 临床护理教学 60

第六章 护理教学的教师与学生 84

推荐书目及网站 92

参考文献 93

第一章

导　论

学习要点

- **掌握：**① 国外护理教育的发展与改革；② 国内护理教育的发展与改革。
- **熟悉：**① 国外护理教育的现状；② 国内护理教育的现状。
- **了解：**① 国外护理教育的历史；② 国内护理教育的历史。

第一节　国外护理教育

一、国外护理教育的历史

现代护理教育开始于 19 世纪末和 20 世纪初，纵观近百年来国际护理教育的发展，大致上可以分成三个阶段，即以医院护校为基础的带徒培训时期、高等护理教育的形成时期和高等护理专科教育普及时期。直到今天，在国际范围内已逐步形成了以高等护理专科教育为主干，中等护理教育和高等护理本科教育同时发展的，由基础护理教育、基础后护理教育和继续教育所组成的完整体系。

（一）20 世纪前以医院护校为基础的护理教育

19 世纪 60 年代以前，欧洲和北美的女权主义者成为反对歧视妇女从事医疗职业的一种势力，从 19 世纪 50 年代开始在医院里培养女青年从事护理工作。尽管当时采用的是带徒培训的方式，即在医生指导下完成 6 个月的护理工作，便可取得护士资格的培训方式，但由于她们在临床上都干得很出色，显著地提高了医疗质量，受到了医生和病人的赞扬。1853 年，欧洲爆发了英国、法国和土耳其联军同俄国之间的克里米亚战争。1861～1865 年，在美国爆发了南北战争。数据表明，在克里米亚战争中，南丁格尔领导的护理人员在战地救护中的工作卓有成效，伤员的死亡率从 6％ 下降到 0.3％。而在美国南北战争中，因战地护理人员经验不足而导致死亡的人数超过作战死亡的人数。因此，要克服战伤对战斗力的影响，就要提高护理水平，培养合格的护士同培养医生是一样重要的。

19 世纪下半叶，欧美的现代医学得到了迅速的发展，随着医院的发展，对护士的需求也迅猛增加，通过带徒培训方式培养的护士已不能适应护理工作的需要。因此，在南丁格尔的领导下，欧洲第一所护士学校——圣托马斯医院护士学校于 1860 年正式建校。根据南丁格尔担任医院管理工作和战地救护工作所获得的经验，她对护理教育提出了全新的办学思想，她认为护理应当是一个专业，护理教育必须有自主权，护校校长和护理教师应当由护士担任，在教学上要坚持理论联系实际，整个教学计划除安排护理实践外，也应包括一段较短时间的课堂教学。在南丁格尔的不懈努力下，由南丁格尔创立的护理教育制度成为此后欧洲、北美和日本护理教育的标准模式，这些国家普遍建立了以医院为基础的护士学校。例如，美国从 1872 年建立第一所护士学校——新英格兰妇儿医院护士学校开始,到 1877 年全美的护士学校增加到 10 所,1898 年增加到 400 所,在校学生达 11 000 余人,1910 年护士学校进一步增加到 1 300 余所,在校学生达 30 000 余人。因此,直到 20 世纪 50 年代以前,以医院为基础的护士学校是培养合格护士的主要途径。

(二)高等护理教育的兴起

从国际上看,高等护理教育开始于美国。1899 年,美国的哥伦比亚大学教育学院家政系开设了《医院经济学》课程,以培养护校校长、教师和护士长;1909 年,明尼苏达大学开设第一个以培养专业护士为目标的三年制的护理系大学课程;学院开设第一个以大学为基础,以授予学士学位为目标的四年制护理本科专业。1920 年以后,随着护理院系的普遍建立,护理教育逐步从职业培训向专业教育的方向发展,逐步使护理专业成为高等教育的一部分。据统计,从 1924 年到 1990 年初,美国已有73 所大学相继建立了护理系,日本有 30 所大学建立了护理系。在欧洲,据美国护理学家 Salva Failla 报告,尽管南丁格尔本人是一位受过高等教育的护理学家,但她本人一直主张护士应当通过医院来培养。因此,在南氏教育思想的影响下,医院护校一直是培训护士的标准模式。1928 年,随着皇家护理学院的建立,基础后护理教育遂成为护理教育的一部分,但从培训的职能来说,皇家护理学院的基础后教育是一种向医院护校毕业生提供的,以培养护理管理人员、医院护校教师和专科护士为目标的进修教育,学制 1~2 年。其他国家,如法国、德国,虽然也向护士提供高级训练的机会,但是,基础水平的护理教育仍以医院护校为主。因此,从护理教育的发展史来看,在欧美和日本等国,1950 年以前,随着高等护理教育的发展,基本上形成了由基础教育、基础后教育和继续教育三部分所组成的完整体系。

(三)高等护理专科教育的普及

第二次世界大战以后,随着医学的进步和专科化医疗的发展,卫生系统迫切需要大批受过高等教育的护士。与此同时,随着中等教育的普及,为满足青年人进入高等学校学习的愿望,并为他们的就业做好准备,各发达国家在大力发展高等职业技术教育的同时,普遍开设了学制 2~3 年的高等护理专科教育,并成为各国培训护理人员的主要渠道。

在美国,1952 年 1 月,哥伦比亚大学教育学院护理教育部主任最先设计了一个试图用两年时间完成护理教育的课程计划,毕业时授予学士学位。经过两年的试验,通过社区学院培养的护士,不仅解决了护士短缺问题,同时由于学士学位的设置,使护理教育从以医院为主的中等教育逐步升格为高等职业技术教育。随着高等护理专科教育的发展,医院护校逐步被社区学院取代。据统计,1989 年全美以培养注册护士为目标的培训项目共 1 547 个,其中由社区学院提供的培训项目为 480 个,占培训项目总数的 31%,由医院护校提供的培训项目为 156 个,占培训项目总数的 10%。1994 年,全美以培养注册护士为目标的培训项目共 1 501 个,在校护生 271 790 人,其中由社区学院提供的培训项目为 868 个,占培训项目总数的 58%,在校护生 135 895 人,占护生总数的 50%,由医院护校提供的培训项目仅占培训项目总数的 5% 左右。由此可见,自 1950 年以后,高等护理专科教育已成为培养护士的主干。

在欧洲,尽管以医院为基础的护士学校是各国培养护士的主要形式,但是,经过改革,护理教育也逐步成为高等职业技术教育的一部分。1977 年 6 月 27 日,随着欧共体护理指导法的公布,欧共体各国的护理教育也进行了相应的改革。根据欧洲共同体《护理指导法》规定,护理教育应从高中毕业生中招生,学制 3 年,教学总时数不得低于 4 600 学时。为了同这一法律一致,欧洲共同体各国护理教育的学制和课程也进行了相应的改革,欧共体委员会规定,基础后护理教育应在大学或其他高等院校中进行,受训时间为 1~3 年。例如,瑞典自 1977 年以来,护理教育已成为高等教育的一部分。1982~1993 年,高等护理教育是以中学阶段的 2 年制护理课程为基础,进入高等学校学习两年,授予学士学位。从 1993 年开始,护理院校直接从高中毕业生中招生,护理院校的学制为 3 年。由此可见,随着欧洲共同体《护理指导法》的公布,护理教育也成为高等职业技术教育的一部分。

在日本,从 1888 年到 1948 年,护理人员主要通过医院护校进行培训。1948 年以后,遵照文部省和厚生省公布的《保健士助产士护士培养机构指定规则》,日本的护理教育已从医院护校向短期大学方向发展。据统计,1994 年全国有护士、准护士、保健士和助产士学校 1 735 所,在校学生 83 713 人,其中大学护理系 30 所(1.73％),在校学生 1 735 人(2.07％);2 年制或 3 年短期大学和专修学校 950 所(54.8％),在校学生 45 612 人(54.5％);保健士和助产士学校 165 所(9.5％),在校学生 5 395 人(6.4％);另有中等护士学校 590 所(34％),在校学生 10 971 人(37.0％)。由此可见,日本以短期大学为基础的高等护理专科教育已成为培养护理人员的主渠道。从统计数字来看,在全国 1 735 所护士学校中,大专院校为 1 115 所,占培训机构总数的 64.2％,而中等护士学校仅 590 所,在校学生为 30 971 人,分别占总数的 34％和 37％。

二、国外护理教育的现状

(一)教育的层次和体系

至 2000 年,美国共有开设护理学本科教育的院校 661 所,护理学硕士教育的院校 367 所,护理学博士教育的院校 323 所。1991 年,日本仅有 11 所大学开设护理本科教育,至 2001 年已达 70 所,其中设护理学硕士教育的院校 36 所,设护理博士教育的院校 9 所。德国的高等护理教育起步较晚,但发展快且体系完备。自 1990 年起开展高等护理教育,到 2002 年,全国已有 43 所院校开展高等护理教育,其中有 2 所大学开设了护理博士教育。韩国自 1955 年起开展高等护理教育,1978 年开设护理学博士教育,现有 38 所大学开设护理本科教育。英国高等护理教育实施专科化培养制度,所有护士按成人护理、儿童护理、精神卫生护理和学习障碍护理四个专业进行培养和注册。

(二)人才培养目标

根据美国、英国、加拿大、澳大利亚、日本等国制订的教育标准和 20 余所世界一流护理院校的本科人才培养目标,可归纳出以下特点。

(1)重视专业价值观、专业发展能力和专业人文精神的培养。

(2)提出国际观念和国际活动能力的培养。

(3)强调对卫生保健政策的知晓和提供成本效益合理的护理。

(4)强调能适应多样化卫生保健实践环境。

(5)突出对学生专业核心能力培养的要求。

(三)课程设置

1. 课程设置有较大的自主性　　例如,美国高等护理教育学会只规定护理院校的教育标准,具体课程设置各校根据自己的教育理念、课程理论模式、学校资源以及对社会需求的认识和定位来确定。

2. 淡化学科界限,建立综合性课程　　主要的变化是将医学基础课程整合为基础医学知识板块,临床各学科课程按人的生命周期整合课程。

3. 增加新课程,适应护理实践范围,扩大护理人员的功能多样化　　如增加护理信息学、人类学、卫生经济学、康复护理、卫生保健政策、家庭护理学等课程。

4. 增加社会人文课程,注重培养学生的人文素质　　如设置哲学、文学、社会学、伦理学、心理学、历史学等课程。

5. 适应国际化需求　　即提高课程的国际化程度,并设置世界文化、国际关系等课程。

6. 课程实施计划灵活,采取学分制　　只规定完成学业的学分数,不规定或放宽完成所有课程学习的时间,以便不同专业、不同层次学生之间的相互转换和在职护理人员完成学业。

(四)教学内容、方法与组织实施形式

1. 教学内容丰富,不拘泥于教材　　很多国家并不规定统一教材,教材内容仅是教学内容的一部分,大部分的内容来自最新参考资料,以保证学生获取的更多、更新的知识。

2. 以学生为主体,强调自主性学习　　在教学组织和实施方法上都体现了以学生为主体,注重自主学习能力的培养。课程内容主要是通过学生自学教材、参考书,查找资料,向老师提问,同学间讨论获得。

笔记栏

3. 注重学生专业核心能力的培养特别是学习能力的培养　　多采用以问题为基础的(problem-based learning，PBL)教学法、角色扮演、案例教学、实地考察等能有效培养学生能力的方法进行教学。课程考核以能力的考核为主，多采用综合考评的方法，如写论文、护理活动设计、考察报告等形式。

4. 理论教学与实践教学紧密结合　　将实践学习分配在各课程中，课程教学与临床实践同时进行。实践场所广泛、多样，学校与医院、社区卫生服务机构关系紧密，共同承担培养学生的责任，保证了人才培养的良好社会适用性。

5. 利用网络技术，开发网络教学和远程教学　　许多学校都提供了以校园网为基础的远程教学计划和所有学位需要的课程，包括博士课程，以满足不同社会背景和学历层次的学生需求。

（五）教育质量控制

随着国际卫生保健人才市场的形成和社会对护理人才培养的质量要求越来越高，国外护理教育的评价迅猛发展。一些国家建立了独立的护理教育评估机构，其中美国护理联盟下属的护理教育评估委员会可代表世界护理教育最成熟的评估机构，不仅具有严格的护理教育评价制度，而且还具有比较完善的评价标准和评价方法。其教育评估的特点是：

1. 权威性　　拥有评估、公布和执行评估结果的权利，只有得到该机构的评估认可，护理院校的教育计划方可执行。

2. 专业性　　大部分评估人员均是护理专业人员，从评估的宗旨、任务、指标上都体现了护理专业的特点。

3. 灵活性　　只对护理教育评估的标准和指标做出一般的、原则性规定，给各校以发展办学特色的空间。

4. 民主性　　重视自我检查和自我评价，允许被评价方对评价结果提出质疑和复查请求。

三、国外护理教育的发展与改革

（一）在国外的一些主要国家，护理学已经发展成为一门独立的学科

目前，美国、英国、日本、澳大利亚四国的护理教育已经完全发展成为一门独立的学科，具体表现在以下几点。

1. 护理人员配备合理　　美国现有注册护士260万人，其中82.2万人具有学士学位，23.4万人具有硕士学位，2.6万人具有博士学位，高层次的护理人员为整体护理提供了强大的内在动力。1998年，澳大利亚的注册护士和录用护士总计264 819名，相当于每10万人中就有10名全职护士。英国的总人口不足7 000万，但护理从业人员有600多万（包括护士、保健人员、助产士）。英国的护、患比例大体在普通病房一般为1∶1；在高依赖病区为2∶1；重症监护病房为5∶1或6∶1。由于护、患比例合适，护士对自己的责任和病人的情况了解得很清楚，能够提出有价值的意见，因而也才能够进行真正意义上的整体护理。

2. 护士的工作职责全面　　在国外，护士的角色与我国有很大的不同。护士是病房的管理者，护士的职责是独立地做出护理诊断、护理计划、评估病人等。病人入院后，在通知医生的同时，一名称职的护士就应该根据病情做出决定，包括需要对病人做的各种检查、护理等级、出院计划（在病人入院时就做好出院计划）。若医生未到达病房，一旦病人出现紧急情况，护士应在通知医生的同时对病人进行检查，如生命体征、心电图等，若有必要，心肺复苏、除颤、气管插管等都可以由护士实施。在医生到来之前，护士必须已经进行了必要的检查，并做出了初步的诊断，以便为医生的进一步诊断提供依据。在病房里，会经常看到主管医生和责任护士认真地交流病人病情，医生也很尊重护士的意见。护士角色的重要性还体现在其他领域。例如，在英国，医院中的风险管理科主任、出院计划科主任、院内感染管理科主任、器官移植咨询专家等这些在我国认为不应由护士承担的工作都可以由资深护士担任。

3. 护士公共形象好，社会地位较高，收入中等　　英国的护士有严格的等级之分，从低到高可以分为 A~H 级,不同级别的护士责任不同,收入也有很大差别。H 级护士的年薪可以到 30 000 英镑,不亚于其他行业人员,如会计师、工程师等。

(二)护理教育起点高,体系完善,方式灵活

美、英、日、澳四国的护理教育普遍具有起点高、体系完善、方式灵活的特点。

1. 护理教育的起点高、体系完善　　美国护理教育分两个水平、四个层次,即基础教育水平和基础后教育水平。基础教育学制一般为两年或三年,其入学要求为具有高中文化水平,毕业后可获学士学位或护士证书,参加各州统一考试后可取得注册护士资格,可从事临床护理和社区护理工作,或继续本科学习。基础后教育又分为学士、硕士、博士三个层次教育。护理本科学士学位教育学制二至四年不等,取决于入校生学历水平,本科教育接纳高中毕业生、注册护士、其他专业本科生或本科毕业生,通过提供给学生现代护理知识,护理最新进展,以提高护士工作能力,并以此提高护理水平和质量,培养专科护理人员。硕士教育以加强训练护理人员教育、行政管理技巧及专业临床实践技能为重点,培养护理教育、护理管理、护理科研、临床护理的高级护理人员,学制一般为两年。博士教育的学制为两年,又分为两个不同方向:一个是护理学博士方向,强调护理理论的实际应用研究及临床研究,旨在加强临床与科研的关系;另一个是哲学博士方向,侧重于护理科研与理论的研究。

英国有 1 800 多所院校,500 多所延续教育学院提供护理专业本科、研究生等学位课程。无论学习哪种护理类课程,都必须完成英国 11 年的普通教育,相当于我国的高中二年级。经考试入学后,学制分三年和四年两种,两种毕业生均可成为国家正规注册护士,而且待遇相同。但前者无学士学位,后者有。三年制护士毕业后,如果想继续深造,有两种途径可供选择:一种是向学校申请奖学金,如获准则留校继续学习一年,拿到规定的学分后即可被授予学士学位;另一种是先在医院做护士,工作一段时间后可申请由医院资助的且与工作密切相关的专业进行培训,时间一般是 7~12 个月,拿到规定学分后亦可被授予学士学位。在英国,大部分护士拥有学士学位,还有很多护士攻读硕士与博士研究生学位。

日本的护理基础教育也是以高中毕业后的三年制护理学校和三年制护理短期大学为主,近几年来正在向大学教育的方向快速发展。澳大利亚的护理教育项目也比较丰富,包括三年制和四年制的护理学士项目,两年制的硕士项目和第二双文凭项目,三年制的博士项目以及一年制的研究生证书项目等。学生的学习渠道灵活畅通,有注册前教育、注册后教育、第二学位教育、全脱产学习、半脱产学习和荣誉学位学习等。

2. 教育方式灵活多样　　美国护理教育方式灵活多样,既有社区提供基础专业教育,又有院校提供基础后教育;学生既可住校,又可接受远程教育;高中毕业后即可接受协士或证书教育,和本科一样考试后注册从事护理工作或接续本科教育,也可直接接受本科教育,毕业后有较多继续深造机会。

英国绝大多数的院校都提供护理专业的课程。其专业主要分为:普通护理专业、精神健康护理专业、残疾护理专业、儿童护理专业和产科护理专业。绝大多数的院校在学习过程中,都提供医院实习。其中 university 主要提供学位类课程,如护理学学士(bachelor of nursing)(3 年)和护理学硕士(master of nursing)(1 年);college 主要提供文凭类的课程,学生毕业时可获得大专文凭。教育方式的灵活多样,促进了护理的可持续发展。

(三)护理课程设置科学、合理,适应了社会发展的要求

1. 课程设置适应了社会发展的要求,体现了全新的教育理念　　以澳大利亚拉筹伯大学(La Trobe University)为例,该校的护理教育理念为:

(1)社会需要连续的护理,护理场所应多样。

(2)服务对象对知识、伦理、政策的需求增加,因此应充分授权患者。

(3)护理是"以人为中心"的专业,应尊重人的价值和尊严。

(4)护理教育的实质是促进学生解决问题的系统方法,并提供全科护理教育的学习环境。

笔记栏

在这种教育理念的指导下,护理教育课程从过去"以疾病为中心"向"以患者为中心"的综合护理及继续护理的方向转变。随着护理模式的改变,日本的护理教育课程也进行了三次大的修改。第一次修改是在 1967 年 11 月,为适应"以患者为中心"的服务理念,本着增进健康、促进康复的宗旨,将护理学课程分为《护理学总论》《成人护理学》《小儿护理学》《妇科护理学》四大范畴,这次修改使护理学在专业科目中有了重要的地位。由于日本 65 岁以上高龄人口的不断增加以及疾病构成的变化,再加上药剂费和其他医疗费用的高涨,1989 年 3 月,日本对护理教育课程进行了第二次修改。本次修改要点是:实行"宽松"教育,重视"以人为本",学习从预防疾病、健康教育到促进康复的基础知识,将《护理学总论》改为《基础护理学》,面向高龄化社会,新增设了《老年护理学》,产生了继续护理和家庭护理。进入 20 世纪 90 年代,随着日本"少子化""高龄化"社会的到来,以及医疗的高技术化和专业化要求护理人员具有更高的素质,日本于 1996 年 8 月第三次对护理教育课程进行了修改,此次修改的特点是教学科目细化并采用学分制。相关实习课程不仅局限于医院中,还可以在所有能进行护理工作的场所中直接与患者、家属等接触,将原来的"临床实习"改为"临地实习"。

2. 护理课程科学、全面　　为满足患者的需要,护理的概念和范围不断发展扩大,护理课程涵盖了影响健康的生物、心理、社会、精神、文化、行为因素等各方面知识,各课程间相接性好,避免学科间内容重复交叉,教学组织采用渐进式及"三明治式",充分体现了护理特色。课程设置保证了护理教育提供给学生的是:

(1) 关键知识:健康促进和疾病预防,疾病和疾病管理,保健技术,个体差异性,道德规范,保健政策。

(2) 核心能力:沟通交流,评判性思维。

(3) 专业技能:以澳大利亚三年制护理课程设置为例,三年的总学时为 2 037 学时,其中理论 1 087 学时,临床实习 950 学时(基本按照 1∶1 的比例);生物科学课程占 9%,行为科学课程 9%,护理专业课程占 82%;在护理专业课程中,理论知识占 43%,临床见习占 32%,临床实践占 25%。

第二节　国内护理教育

一、国内护理教育的历史

(一) 护理教育的萌芽(1888 年前)

中国护理事业的起源与传教士在华的医疗活动密切相关,可以说最早的护理教育发源于教会,并随着教会势力的扩大而发展开来。早在 19 世纪前,基督教的海外传教事业受到资本主义原始积累时期的推动,日益兴隆,各教派相继派遣传教士来到中国,利用医药进行传教活动。进入 19 世纪后,借助在第一次和第二次鸦片战争中签订的一系列不平等条约,西方宗教文化在中国的传播速度加快,在华的医疗活动也比以往更加活跃,建立了数家教会医院。然而,此时的中国正处于封建社会末期,保守的封建思想和传统中医医学深深扎根于广大民众的生活中。19 世纪中期以前,欧洲、美国尚未形成现代护理学,因此,我国还没有专门的护士训练,只培训简易的男助理员,教授一些浅显的敷裹知识,这即是与宗教相关的护理教育的开端。

(二) 护理教育的形成(1888～1908 年)

19 世纪中期以后,欧洲南丁格尔式的现代护理学诞生,并随着传教士传入到了中国。在来华从事医疗活动的众多外国人中,那些对中国不怀敌意,甚至抱有同情心的人士开始在教会医院附设护士学校,以培养适应西医模式的护理人员。1884 年,曾受过正规护士学校教育的美国护士麦克奇尼来华,在上海妇孺医院倡行南丁格尔制度的护理,并于 1887 年在中国率先开办了护士训练班,带中国护士学徒,被认为是西方科学护理教育传入中国的初始。1888 年,美国护士约翰逊在福州一所医院开办护士训练班,这是西方护理教育在中国较为正规的开端史实。

进入20世纪后,教会医院迅速发展,来华工作的外籍护士已远远适应不了发展的需要。为解燃眉之急,上海、北京、武昌、天津、广州、苏州等地开办了培训中国护士的训练班。这些训练班主要存在于教会创办的医疗机构下,无统一标准,设备简陋,大都没有图书馆、实验室、标本室等教学设备,教材稀少、不统一,无系统的课程设置,无专职护理教师,多由医生与病房护士长兼各科教师,采用操作为主、理论为辅的教学方式。当时,大部分护校招收为数不多的青年男女,用学徒制的方法、以半工半读的形式培养偏重于操作型的看护,其目的是节省经费,并解决医院护士紧张之需。学习期满后,不管其学识才能如何,不论能否胜任,即刻在医院工作,以致护理教育的结果与目的和宗旨相离甚远。这便是1909年之前我国护理教育的初始状况——数量不多、办学零散、无正式的教育管理组织和教育政策,整体教育水平低下。

(三)护理教育的发展(1909～1949年)

1. **教育制度逐渐规范**　1909年,在教会医院的一些外籍医师及护校校长等的倡导下,中华护士学会应运而生,这是我国护理教育向初步规范化迈出的开创性一步。1912年,中华护士学会成立教育委员会。1914年7月,第一届中华护士学会全国护士会员代表大会在上海召开,大会讨论并制定了护士学校注册章程,使护士学校合法化。此后,中华护士学会几经变更,其组成人员也由最初的全部外籍护士逐渐转变为中国护士占大多数。1934年,南京中央卫生部成立了中央护士教育委员会,直至中华人民共和国成立前,它一直是中国护士教育的最高行政领导机构。

2. **课程设置更加广泛**　由于我国的护士学校有公立、私立、教会等多种性质,因此在课程设置方面尚无统一标准。20世纪20年代开设的课程共十几门,主要以疾病为中心;到了30年代,课程内容的设置上进一步科学与先进,除以往的临床课程外,还增加了《护士伦理学》《护病历史》《家政学》《外国文》《社会学》《饮食学》等。随着国际护理事业的发展,课程设置逐渐科学化、系统化。1947年,我国的护士学校课程大致分为两类,一是基本学科,二是工作理论或工作实施的原则和方法,至1949年前仍未有统一的课程设置标准。

3. **教材数量、种类增多**　1920年以前,主要有中华博医会出版的《护病要术》和《护病新编》等,此后的益智书会、墨海书馆、商务印书馆、医学书局等,都翻译出版了许多护理书籍。中华护士会成立后,将出版护理类书籍作为主要工作,护理类书籍的种类和数量都大幅增加。译著有《护士饮食学》《实用护病学》《护理产科学》《护士心理学》等,自编的教材有《病人看护法》《家庭看护法》《看护学》《各科看护法》等。主要的教学用书大多为编译著作,而国人所著的护理书籍内容一般较简短,以普及护理知识为主。

4. **教育层次提高**　1921年,洛克菲勒基金社在北京开办了私立北平协和医学院高级护士学校,并与燕京大学、山东齐鲁大学、南京金陵女子文理学院、苏州东吴大学、广州岭南大学5所大学合办,创建了高等护理教育机构——北京协和医学院护士专修科,即后来的北京协和医学院高级护士学校,学制五年,招收高中毕业生,学生毕业时授予学士学位,成为当时我国唯一一所培养学士学位的护士学校。北京协和医学院护士专修科的创建,标志着我国高等护理教育的开始。

5. **生源向女性倾斜**　受中国传统封建文化中"礼教大防"的束缚,护士学的校生源一直以男性为主。1907年由清政府颁布的《女子小学堂章程》和《女子师范学堂章程》两个法规出台,解除了女子不能接受教育的禁令,使得我国女子教育取得了合法地位。从此,一部分女性走出家门,接受职业技能的教育以求谋生和独立,而护理这一职业的特性本就适合女性,因此,20世纪后,护士学校的生源逐渐倾向为女性。到了1936年,全国护士学校有2 636名学生,其中女学生1 924名。

6. **学校数量增多**　从1914年护士学校注册制度确立开始,由当时注册的4所护士学校发展到1949年的183所。除此之外,还有一些教会护士学校、私人护士学校未注册。加之抗日战争、国内战争等各种因素,一部分护士学校中途停办,至中华人民共和国成立后政府接管的护士学校有126所。

7. **开展留学教育**　1946年,第二次世界大战刚结束不久,联合国善后救济总署为适应战后的

笔记栏

需要,在美国纽约主办护士师资进修班,为饱受战争创伤的国家大量培养护士,以解决和预防"大战之后必有大疫"的问题。由捷克斯洛伐克、意大利、罗马尼亚、波兰欧洲四国和中国各派 20 名优秀护士,赴美接受为期 4 个月的进修学习。这 20 名优秀中国护士在美国接受了先进的护理理念和高水平的护理技术教育,学成回国后,大都成为我国护理领域的专家、学者,为新中国的护理事业做出了卓越贡献。

二、国内护理教育的现状

(一)护理教育的层次

目前,我国的护理教育分为中专、大专、本科、硕士研究生和博士研究生五个层次的教育。1998~2007 年普通护理教育招生数逐年增加,2007 年全国总招生数已达 39.1 万名,构成比为中专71.09%,大专 22.23%,本科 6.68%。近些年硕士点数目增长速度快,2007 年共招收硕士生 341 名,护理学硕士研究生的培养有待完善;2004 年我国开始护理学博士教育,但护理学博士点较少,招生人数也少,护理学博士的教育规模还有待扩大。

(二)护理院校课程设置模式

我国多数护理本科院校的专业课程设置一直采用以"病"为焦点的医学教育模式,分为内科护理学、外科护理学、妇产科护理学、儿科护理学等。中国协和医科大学护理学院的梁涛教授提出,按照"人体功能和基本需要"模式来进行专业课程设置,即根据临床常见的健康问题确定教学内容。中国人民解放军海军军医大学(原第二军医大学)的姜安丽研究组提出"护理人才培养模式改革研究与实践报告",建立了"器官系统为中心"的专业课程设置模式,该模式通过将医学各相关基础学科知识进行重组,将医学课程分为总论与各论两大教学模块。中国人民解放军海军军医大学的朱玲玲教授等则提出应从知识的整体性角度出发,打破认为的知识界限,将护理专业课程分为医学基础、基本护理技能、人体发展、人体功能与护理、护理与社会、损伤与护理、临床实践等七个模块。由此可见,国内一些医学院校已对护理教育课程的改革进行了有益的探讨,但直至目前仍未形成一个公认与权威的护理教育课程体系。采用的仍是以"病"为中心的医学教育模式,这种模式有待改变,并形成权威的教育课程体系。

(三)护理院校课程设置组成:必修课与选修课

我国的护理教育课程设置中,必修课安排的比例高,而选修课比例低。护理专业是一门实践性、社会性较强的学科,教学设置中应注意在学好专业课的同时,注重实践能力和多方面综合素质的培养,使其适应当代科技及社会的变化,充分调动学生的积极性,利于优秀人才的脱颖而出及新兴学科的发展。

(四)护理院校的师资力量

目前我国护理教育师资队伍以大专为主,本科其次,研究生较少。目前国内多数院校的护理教师还没有形成合理的梯队,具有硕士学位的人少,具有博士学位的人更是寥寥无几。部分护理学教师脱离临床,造成理论和实践相脱离;也有部分护理学教师来自临床,繁重的临床工作使得有些护理教师没有时间考虑怎样提高教学质量。目前临床中的护理学教师还缺乏对护理教学的了解,不利于学生的发展。

(五)护理专业学生的理论与实践能力

护理是一门实践性的学科,如何将理论教育与临床需求相结合是教育成败的关键问题。中国香港特别行政区的护理教学中既培养学生的动脑能力,又培训学生的动手能力。在教学时间安排上,四年制护理学士教育第 1 年每周上 4 天课,每周有 1 天去医院;第 2 年每周上 3 天课,每周有 2天去医院;第 3 年和第 4 年分别有 5 周和 17 周的时间在不同的专科进行临床实习。设置专职临床带教老师,教师与学生的比例为第 1 年 1：5,第 2 年 1：5~1：7,第 3 年 1：7~1：12,第 4 年1：10~1：15,保证了学生临床实践效果。内地的护理教育是先理论后实践,以四年制本科护理教育为例,前三年时间均为理论学习,最后一年为临床实践。虽然有的院校在前面三年的理论学习中安排的有临床实践,但能让学生动手和实践的机会相对较少。

(六)英语护理专业

我国从 20 世纪 80 年代设置了英语护理专业,属于新的卫生类职业教育专业。随着世界的全球化,护理教育全球化的趋势越发明显,其实质是加强护理教育的交流与合作,充分利用国际教育市场,令目前的护理教育适合国际发展的需要。想要与国际护理教育水平接轨,就必须掌握一门外语。护理院校应开设相应的课程,并选派有一定外语基础的护理教师教学,使护理教育真正的与国际接轨。我国部分院校增设涉外护理专业并开设"护理学专业英语"课程。

三、国内护理教育的发展与改革

多年来,护士短缺一直是我国护理事业发展中的难题,根据《中国护理事业发展规划纲要(2016—2020 年)》,至 2020 年全国注册护士总数期望达到 445 万,意味着我国目前护士缺口较大。然而,持续的护士短缺也推动着我国护理教育规模呈井喷式地增长。据教育部门统计数据,2010 年我国护理中职院校 881 所,高职院校 293 所,本科院校 208 所,其中高等护理院校数量 2001 年约翻了一番,招生总数更是增长了 750% 左右。此外,成人本科和网络本科的发展也为提高护士学历层次做出了重要贡献。为保证教育质量,2009 年教育部高等学校护理学专业教学委员会制定并出台了《本科医学教育标准——护理学专业(试行)》,并于 2010 年开始对部分学校的护理本科专业进行了认证,标志着我国本科护理教育的进一步规范化和科学化。

随着护理教育规模的迅速扩大,我国护理教育模式与理念也逐步趋于成熟,诸多护理教育者和研究者对各层次护理教育的内容、范畴和标准进行了探讨和规范,并进行了一系列教学改革尝试,其中本科护理教育的发展尤为显著。如 1996 年,中国协和医科大学护理学院首先尝试了将学制由五年制改四年制,上海交通大学护理学院也于 2002 年进行了四年制改革,对课程体系和教学模式进行了一系列调整,并取得了较好的成果。在人才培养方面,我国护理教育越来越重视对学生的能力培养,课程设置体系愈发体现"以人为本"的理念,综合性课程和人文类课程比重加大。教学方法已不仅局限于传统教学,以问题为基础的学习(problem-based learning,PBL)、循证护理(evidence-based nursing,EBN)和以探究为基础的学习(research-based learning,RBL)等教学方法越来越多地应用于护理教育。除此之外,随着我国护理学专科化进程的加速,尤其在护理学一级学科地位确立的背景下,护理专科化教育的进程势不可挡,目前我国已开设了护理专业硕士研究生教育,各类专科培训教育和资格认证也如雨后春笋般快速增长。

然而,无论是从适应我国医疗事业发展的护理人力资源的需求来看,还是与国外护理教育相比较,我国的护理教育仍然存在诸多困惑与不足,护理教育的发展与社会需求仍存在差距。

第一,我国护理教育层次结构仍不合理。2011 年底的统计数据显示,在全国注册护士中,中专及以下学历占 46.4%,大专学历占 44.1%,本科学历占 9.4%,研究生占 0.1%。根据《中国护理事业发展规划纲要(2010—2015 年)》的要求,需要进一步提高大专层次护士比例,缩减中专层次护士比例;到 2015 年,全国护士队伍中,大专以上学历的护士比例不低于 60%。但是,与高等院校相比,中职教育发展虽然相对缓慢,但其每年的招生和开设学校的绝对数量远远超过高职和本科院校,尤其是本科教育规模发展速度和发展质量的不平衡,研究生教育规模较小,培养质量参差不齐,难以满足护理专业人士的学历层次和质量水平的需要。

第二,现有的各层次培养目标定位尚不明确,且与实际护理岗位的需求存在一定差异。随着护理服务领域向社区护理、老年护理、临终关怀等的延伸,更需要不同层次的护理教育重新审视培养目标定位,加强各层次护理教育之间的联系,改变传统的教学方法与内容,培养学生的批判性思维能力和综合临床能力。

第三,护理专科化发展方向需要加快培养专业化人才或护理研究生,《"健康中国 2030"规划》总体要求,牢固树立和贯彻落实创新、协调、绿色、开放、共享的发展理念,以人民健康为中心,以全面深化改革为动力,以社会需求为导向,完善护理管理制度,加强护士队伍建设,提高护理服务质量,

笔记栏

发展老年护理服务,促进护理事业与社会经济协调发展,不断满足人民群众的健康服务需求。对护理教育质量提出更高的要求,护理质量标准的提升必然需要护理教育质量的提高作为保障。此外,目前我国的护理师资队伍整体学历偏低,部分院校缺少"双师型"教师、临床型研究生导师以及高水平的科研型学科带头人。护理教育机构需要提高教师的准入标准,并为其建立系统的、多元化的、终身的培养方案,不断提升护理师资队伍的质量与水平。

虽然美国等发达国家的护理教育发展已相对成熟,但其护理教育研究仍然和社会经济的发展趋势相适应,通过调整课程设置、更新教学模式等手段,促进护理教育规模的发展和质量的提升,以满足社会的健康需求。目前,我国社会经济和医学快速发展,护理教育拥有巨大发展潜力和空间。护理教育的人才培养规模、类型和层次,应该随着社会需求和医疗卫生体系结构的变动做出相应的调整和优化,建议大力发展专科和本科护理教育,适度发展研究生教育,缩减中职教育的规模和发展速度。在护理教育规模快速增长的同时,应制定相应的护理教育策略。不断完善护理教育的质量保障和监察机制,加强对近年新办护理相关专业的论证和评估,梳理不同教育层次的培养目标和标准,以满足社会对不同护理人员的客观需求。同时,进一步加强护理院校的内涵建设和办学水平,建设护理学科的院、校结合、专、兼职结合、多元化的教学和研究团队,培养适应社会需求的护理人员,更好地实现护理教育质量、结构、规模与效益,以及护理教育与经济、社会的协调发展。

小　结

```
                              ┌ 国外护理教育的现状
              ┌ 国外护理教育  ┤ 国外护理教育的历史
              │               └ 国外护理教育的发展与改革
护理教育     ┤
              │               ┌ 国内护理教育的历史
              └ 国内护理教育  ┤ 国内护理教育的现状
                              └ 国内护理教育的发展与改革
```

【思考题】

(1) 我国护理教育事业的兴起时期是在何时?

(2) 护理教育发展特点?

(3) 现代护理学的发展阶段有哪些?

(4) 国内外护理人才培养特点?

(5) 我国护理教育存在的问题有哪些?

(6) 根据本章学习知识,发表你对护理教育方面的一些建议或想法?

(祝娉婷)

笔记栏

第二章

护理教育学的心理学基础

学习要点

- **掌握：** ① 教育的基本概念；② 护理教育的概念；③ 学习的定义；④ 学习的分类。
- **熟悉：** ① 护理教育学的心理学基础及在护理教育中的应用；② 影响学习的内、外部因素。
- **了解：** 现代教育理论的代表人物及其主要观点。

第一节 护理教育学的心理学理论及其应用

一、护理教育学的心理学理论

教育是培养人的活动，是促进人身心发展的过程。从社会角度来说，教育有广义和狭义之分。广义是指，凡是增进人们的知识和机能，影响人们的思想观念（品德）的活动，都是教育；狭义的教育主要是指学校教育，其含义是教育者根据一定社会（或阶级）的要求，有目的、有计划、有组织地对接受教育者的身心施加影响，把他们培养成为一定会（或阶级）所需要的人的活动。从个体角度来说，往往把教育等同于个体的学习或发展过程，侧重于个体的各种心里需要的满足及心理品质的发展。

护理教育是指为护理学科培养具有宽厚的医学、人文学、护理学等知识，并能为人类健康服务的专业人才的活动。护理教育的实践需要以一定的理论为指导，护理教育学可以科学地指导护理教育实践，同时在实践过程中进一步验证理论，并促进理论及实践的改革与发展。当代教育学理论可以使护理教育者了解学习的本质及其形成机制，明确学习的产生、过程及结果，掌握学习的条件、规律以及影响学习的因素。在此基础上灵活、创造性地应用当代教育学理论，可以使护理教师在教学过程中根据学生的个体差异因材施教，减少教育活动的盲目性，增强教育的科学性，从而提高教学质量。

（一）行为主义学习理论

1. 行为主义学习理论的产生及主要代表人物　　行为主义学习理论是 20 世纪初产生于美国的一个心理学流派，创始人是美国心理学家华生。华生毕业于芝加哥大学心理学院，在那里他接受了动物实验方面的训练，并发现对动物行为的观察比有意地关心动物的智力状况更能产生和发现客观的资料。1919 年，他的代表作《行为主义观点的心理学》出版，华生认为行为主义理论的目标就在于预测和控制行为。行为学派的学习理论强调可观察的行为，认为行为的多次的愉快或痛苦的后果改变了个体的行为。巴甫洛夫经典条件反射学说、华生的行为主义观点、桑代克的试误学习理论、斯金纳的操作条件反射学说均为行为学派的代表学说。

笔记栏

知识拓展

美国心理学家华生(J.B.Watson,1878~1985年)是行为主义心理学的创始人。在他看来,心理学应该成为"一门纯粹客观的自然科学",而且必须成为一门纯生物学或纯生理学的自然科学。

1878年华生出生于南卡罗来纳州的格林维尔。他在孩提时代就表现出了日后研究所需具备的两个特点:喜欢攻击,又富有建设性。他于1903年获芝加哥大学哲学博士学位,1908年任约翰·霍普金斯大学教授。在此期间他开始探索用行为主义的方法来取代当时的心理学,他的观点很快受到了学术界的欢迎。1915年他当选为美国心理学会主席。

2. 行为主义学习理论的主要观点   行为主义理论有两个主要观点,一是将学习解释为条件反射作用,即学习是个体处于条件限制下所产生的反应,因而行为主义学理论又被称为刺激—反应学习理论;二是将个体学习获得的行为称为反应联结,即某一刺激原本不能引起个体某种固定反应,但经过条件作用后,就会在该刺激再度出现时做出该固定反应,因此又称为联结理论。

(1)桑代克的试误学习理论的主要观点

1)学习是一种经过"试误"而建立刺激—反应的联结过程:通过动物实验,桑代克发现动物的学习过程都是遵循"尝试与错误"的方式进行的,以各种不同的反应进行试探,从而发现正确的反应,经过多次练习,将正确的反应保留固定下来。桑代克认为,学习是一种渐进的、反复尝试的过程。

2)桑代克根据对动物的研究,提出著名的三条基本学习规律:准备律、练习律、效果律。

3)除三个主要定律外,还提出五种辅助定律,即多重反应、心向或意向、选择反应、同化或类比反应、联想性转移。

(2)斯金纳的操作条件反射学说的主要观点

1)斯金纳将人类的行为分为应答性行为和操作性行为,应答性行为是机体对环境被动的反应,具有不随意性,由刺激控制;操作性行为是机体主动作用于环境,常表现为随意的或有目的的行为。他指出,人类的行为绝大多数是经过强化而形成的操作性行为,只有少部分属于应答性行为。

2)斯金纳认为,在一个操作性反应发生后,紧接着一个强化刺激,其反应就会增强。在条件作用中,凡能使个体操作性反应增强的一切过程,均称为强化。

3)塑造是用分解动作的方式,逐步练习,最后将多个反应连贯在一起而形成复杂行为的方法,即新行为的塑造。由于个体总是处在复杂的环境之中,所以在计划对人的行为进行塑造时,不能简单局限地依赖某一种强化,而需要根据环境及人的个性特征,灵活、综合地运用各种强化。行为矫正指使个体在某种情境下的不适当行为或不良习惯经过操作条件作用的强化、惩罚或消退得以消失,从而矫正个体的不适当行为或不良习惯。

(二)认知学习理论

认知学派的学习理论认为学习是个体对事物经由认识、辨别、理解从而获得新知识的过程,在这个过程中,个体认知结构将发生改变。认知学习理论不同于行为主义只关注外部事件,强调介于刺激和反应之间的心理过程。该理论重视教材知识结构,重视学习者的认知结构,认为学习是内部认知加工过程、学习策略和思维策略的培养,提出了以认知过程、认知结构及主动生成学习为中心的教学思想。

1. 认知学习理论的产生及主要代表人物   20世纪初,一些德国心理学家,包括韦特海默、科勒、考夫卡提出了格式塔(Gestalt)心理学或称学习的顿悟说。该学派属于认知理论的范围,它排斥行为主义理论的观点,而强调整体大于其各个部分总和的论点。它着重于研究内在的思维过程而不是可观察到的、可被测量的行为。但是,格式塔理论在其发展初期却被人们忽视,直到20世纪50年代后期,出现了数字式计算机,人们重燃对思想过程研究的兴趣,使得现代认知心理学中一些主要概念和模式得到发展。这一新的认知心理学的出现,代表了学习心理学由行为主义理论向研究系统思维的转变。认知理论的主要代表人物及理论有：奥苏伯尔(D.P.Ausubel)的学习同化理论，加涅(R.M.gagne)的指导学习理论，布鲁纳(J.S.Brunner)的结构主义教学理论等。

2. 认知理论的主要观点　　认知学习理论认为学习活动在于个体内部认知结构的形成，而不是刺激与反应联结的形成或行为习惯的加强或改变。重点研究如何通过影响学生的内在思维过程，包括注意、动机、记忆、思维及情感等，以影响学生的学习效果，强调学习内容的逻辑结构与学习者已有的认知结构之间的联系与相互作用。其基本观点包括：

（1）学习不是机械的、被动的、刺激的反应过程，学习是个体作用于环境，而不是环境引起人的行为。环境只是提供潜在刺激，至于这些刺激是否受到注意或被加工，则取决于学习者内部的认知结构。当新的经验改变了学习者原有的认知结构时，学习就发生了。

（2）学习是凭借智力与理解，进行有意义的发现和认知的过程，决非盲目的尝试。

（3）重视内在动机与学习活动本身带来的内在强化作用，认为外在强化不是学习产生的必要因素，没有外在强化学习也会发生。

（三）人本主义学习理论

1. 人本主义学习理论的产生及主要代表人物　　人本主义学习教育理论源于 20 世纪 50 年代，诞生于美国的"人本主义心理学"，主要代表人物包括：马斯洛(A.H.Maslow)的需要层次理论、罗杰斯(C.R.Rogers)的自我理论。

2. 人本主义学习理论的主要观点　　在人本主义心理学理论的影响下，教育领域先后出现了以"学生为中心"的学习模式以及鼓励学生进行"自我指导的学习"的教育方法。

（1）强调情感、态度和价值观在学习中的重要作用：人本主义心理学强调人在学习行为中的作用，认为学习是人自我价值实现的过程，应该相信任何正常的学习者都能自己教育自己，发展自己的潜能。人本主义理论的倡导者认为，行为主义理论和认知理论忽略了人类存在的一些最有意义的方面，即情感、态度和价值观。人本主义心理学的观点不是过多地强调人们的生理动力，而是强调他们的目标；不是过多地强调刺激对他们的影响，而是强调他们想要怎样或想做什么；不是过多地强调过去的经历，而是强调现在的状况；不是过多地强调生活条件本身，而是强调人类经历的主观认识，即个人对他自身经历的主观理解，而并不是客观的、可观察的反应。

（2）重视人的价值和人格的发展：人本主义理论认为必须关心和尊重人的尊严、人的各层次需要，必须充分重视人的主观能动性、自身价值和创造性，学习过程应能促进人类的成长、个体的满足以及自我价值的实现等。但是，它并不认为行为主义的观点是错误的，只是人本主义更强调人类的情感方面和认知、心理动力方面具有同等重要的地位，而不只是片面地考虑其中的某一个方面。

（3）强调教育要以学习者为中心：人本主义者认为必须把学习者作为学习活动的主体，在学习上，应给学生自己选择学习方式的机会。教学的任务是创造一种有利于学生发挥潜能的情境，使学生的学习潜能得以充分地发挥。同时，学校的课程应该为学生探测情感、考察态度与情绪、明确价值观、学习正确地进行交往及处理人际间关系等方面提供指导和机会。应用人本主义理论进行教学还应注意两个方面，即教师与学生的关系和课堂的气氛。强调了教师与学生之间人际关系是影响学习的一个主要因素，同时它也影响课堂气氛；在课堂上是否出现冲突以及课堂气氛紧张与否很大程度上取决于师生关系的质量。

（四）成人教育理论

1. 成人教育理论的产生及主要代表人物　　自 20 世纪 20 年代以来，特别是 50 年代后，随着科技进步、社会变迁以及人类的发展，传统的一次性学校教育已经远远不能满足人们获取知识的需要，因此兴起了成人教育、继续教育及终身教育的浪潮。联合国教育、科学及文化组织在推动终身教育的过程中，把成人教育看成是先导，进一步促进了成人教育的发展。近四十年，成人教育的思想逐渐在全球范围内发展起来，并成为当代国际上非常流行的一种教育思潮。成人教育理论的创立者和代表人物是美国教育学家诺尔斯(M.S. Knowles)。

2. 成人教育理论的主要观点　　儿童教育学关于学习者特性及学习特征的理论，不适合成人

笔记栏

的学习,因此成人教育理论(adult education theory)从实践出发,提出了必须探索适合成人学习的理论体系。诺尔斯认为成人教育与儿童教育在学习者的自我概念、学习者的经历、学习的意愿、学习的倾向性及学习动机五个方面存在不同之处。因此必须从成人的角度研究能够促进成人学习及终身教育的教学理论体系,从而帮助人们实现学习的愿望。成人教育模式与儿童教育模式在假说上的具体区别见表2-1。

表 2-1　成人教育模式与儿童教育模式的不同假说

假　说	儿童教育模式	成人教育模式
学习者的自我概念	依赖型:教师控制了学习中的所有主要的决策	自我定向型:学生对自己的学习全面负责
学习者的经历	大多数学生的经历对学习几乎没有作用,儿童教育模式依赖于教育的传递	学生的经历对学习有很大的作用,取决于成人不同的角色
学习的意愿	与年龄相关:取决于生物年龄阶段以及年级水平	与需要相关:学生知道做某事的需要
学习的倾向性	以内容为中心:课程设置以内容为中心	以生命为中心:课程设置以任务为中心,以问题为中心
学习的动机	外在的:来源于外部的压力,如父母和教师	内在的:出于自尊和自信的需要

(五)合作学习理论

1. 合作学习理论的产生及主要代表人物　　由于传统的儿童教育模式过度强化了学习者的被动角色和依赖性,因此,对于成年的护士学生应用传统的儿童教育模式进行教学时可能会导致成年学生的不满,从而减少内在动力。另外,成人教育模式确实在很大程度上依赖于学生既往的知识以及教师的促进作用。默顿(J.Mouton)和布莱克(R.B.Blake)总结了这两种模式的优点,发展了合作学习理论。合作学习理论强调在应用专业知识的同时,鼓励学生参与到学习活动中。合作学习理论研究的兴起始于20世纪70年代的美国,并于70年代中期至80年代中期取得实质性进展,很快引起了世界各国的关注,成为当代主流教学理论与策略之一。合作学习研究领域的代表人物较多,如美国的斯莱文(Robert Slavin)、约翰逊(Johnson)兄弟、卡甘博士(Kagam),以色列的沙伦(R.Sharam)等。

2. 合作学习理论的主要观点　　合作学习理论认为学习是以合作小组为基础,以学生交往互动为主要特征的教学策略体系,即学生在小组或团队中为完成共同的任务,有明确分工的互助性学习。其主要观点包括以下几点:

(1)积极地互相依赖是合作学习的基础,是指每位组员与其他组员之间的关系密切、彼此依赖、相互帮助、相互鼓励、相互配合、共同成功。它强调“我为人人,人人为我”的观念,要求每位学生必须尽自己最大的努力去帮助同伴,所有成员必须为了共同的目标而奋斗。

(2)人人尽责是合作学习的保证,是指在合作学习的过程中,每个人都必须承担自己的责任和义务,完成自己的任务,并对最终结果负责。

(3)社交技能是合作学习的前提,是指在合作学习中,所有学生都能够相互信任、进行有效沟通、学会共同活动,并有效地解决组内冲突。只有当学生具备了一定的合作交往技能,合作学习才能顺利开展。

(4)协同互动是通过一系列交往互动来实现的。在交往互动的过程中,学生相互交流、相互沟通、相互启发、相互补充,分享彼此的经验和知识,交流彼此的情感体验,从而达成共识、共享和共同发展。

(5)情感态度的分享是合作学习的价值。通过交往合作,学生之间相互帮助,分享情感,体验到学习的快乐和满足,从而对其情感态度产生积极向上的影响。

(六)建构主义学习理论

1. 建构主义学习理论的产生和主要代表人物　　建构主义学习理论是认知主义学习理论的进一步发展,它主要强调学习是学习者主动建构知识意义的过程。建构主义理论的主要代表人物有:皮亚杰(J.Piaget)、科恩伯格(O.Kernberg)、斯滕伯格(R.J.sternberg)、卡茨(D.Katz)、维果斯基

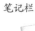
笔记栏

（Vogotsgy）。在皮亚杰的"认知结构说"的基础上，科恩伯格对认知结构的性质与发展条件等方面作了进一步的研究；斯腾伯格和卡茨等强调个体的主动性在建构认知结构过程中的关键作用，并对认知过程中如何发挥个体的主动性作了认真的探索；维果斯基提出的"文化历史发展理论"，强调认知过程中学习者所处社会文化历史背景的作用，并提出了"最近发展区"的理论。

2. 建构主义学习理论的主要观点

（1）知识观：认知主义强调知识是对现实世界的客观的描述，而建构主义与客观认知主义相对立，它强调事物的感觉刺激（信息）本身没有意义。意义不是独立于我们而存在的，而是由人建构起来的，它不仅取决于事物本身，也取决于我们已有的知识经验。不同的人由于已有的经验不同，对同一事物会有不同的理解。强调的是人类知识的主观性，是个体对客观世界的一种解释、一种假设，并不是现实的准确表征。同一个知识在每一个人的头脑中是不一样的，每一个人都对知识进行主观的个性化的解释。认知主义强调知识应用的普遍性，而建构主义强调知识应用的情境性。建构主义认为，知识不可能放之四海而皆准，不可能适用于所有的情境。人们面临现实问题时，不可能仅靠提取已有的知识就能解决好问题，而是需要针对具体问题对已有知识进行改组、重建和创造。知识的高度主观性和情境性决定了学习是终生的活动，决定了学习者的学习更重要的是对知识的猜测、质疑、检验和批判。

（2）学生观：认知主义把学习者看成信息的主动吸纳者，建构主义则认为学习者是信息意义的主动建构者。学习是建构内在的心理表征的过程，学习者并不是把知识从外界搬到记忆中，而是以已有的经验为基础，通过与外界的相互作用来建构新的理解。学习不是简单的信息输入、储存和提取的过程，也不是简单的信息累积，而是在已有经验、心理结构和信念基础上形成新知识的意义，实现新旧知识的综合和概括，形成新的假设和推论，在应用中加深对知识的理解。

（3）教师观：认知主义更多地把教育者看成学习者学习过程的指导者、设计者，而建构主义更愿意把教育者看成学习者学习的帮助者、合作者。建构主义认为教育过程不是由教育者到学习者的简单的知识转移和传递，而是在双方的共同活动中，教育者引导学习者从原有的知识经验中"生长"出新的知识经验，使学习者对知识的理解能逐步深入，帮助学习者形成思考、分析问题的思路，启发他们对自己的学习进行反思，逐渐让学习者对自己的学习能自我管理、自我负责。教育者应该努力创设良好的、情境性的、多样化的学习环境，鼓励学习者通过实验、独立探究、讨论、合作等方式学习，组织学习者与不同领域的专家或实际工作者进行广泛地交流，为学习者的探索提供有力的社会性支持。

二、心理学理论在护理教育中的应用

（一）行为主义理论在护理教育中的应用

由于行为主义理论强调刺激、反应和强化在人们行为塑造中的作用，很大程度上反映了人类学习的一些规律，因此在推动学习理论的科学化、促进学习理论与教育的有机结合方面做出了一定的贡献。

1. 应用强化原则　　强化是操作性条件反射的一个基本原则。正性强化的理论已被西方教育界广泛应用，学者们认为通过正性强化可使学生获得更多的快乐、更强的自尊和自信，从而促进学习，还有人认为一个优秀的学生是在老师和家长的表扬中诞生的。护理教师也应更多地应用正性强化的原则，不论在课堂上还是临床护理教学中，及时的积极反馈都是必需的。教师应该多运用表扬、点头、微笑等作为对学生的奖励以起到强化作用，特别在临床教学中，教师的正性反馈对学生的学习更为重要。因为，临床环境对学生来说是相当陌生的，他们自然会产生焦虑情绪，若教师对学生的行为总是给予不满意、批评或惩罚的反馈，学生将更加无所适从，导致最终丧失信心和学习兴趣，其注意力可能只在如何避免老师的批评，而不是怎样应用自己的知识和发挥自己的潜力。

2. 应用强化程序　　不同的强化程序可以导致不同的反应速度。在固定间隔强化中，强化之间间隔越短则对学习行为的保持越有效。因此学校每周进行周测验、病房每天进行病例报告的方式要比集中在学期末进行一次考试的强化方式效果更好。同时，由于变化间隔的强化比固定间隔的强化方式更有效，因而不定期进行小测验或病例报告等可以促进学生不断地学习。由于护理学是应用性学科,护理操作技术的学习是护理教育中重要的内容之一,操作技能的学习更需要不断地强化练习,以期达到教学目标。并且,学生在完成基础护理课程的学习后,还应当定期练习这些操作技术,如每周到临床实习半天或1天,以巩固所掌握的技能。

3. 应用行为塑造理论   斯金纳试图把行为塑造理论应用到教学程序中,他设计了直线型教学项目,该项目的材料是按照一定的顺序和逻辑进行讲授的。其中要求学习者对每一步都做出反应,如果反应是正确的,学习者便会因作出这一反应而获得正性强化。直线项目可以通过书或机器的形式进行,在后一种形式中,学习者只要按动机器的某一键表明其反应项目便可自动按顺序向前进行。斯金纳的程序教学强调小步骤原则,即每一步教学的难度不要太高,以使学生答对的概率增高,也就使其获得正性强化的概率增多。因此,他主张教学应因人而异,学生应自定步调,以免某些学生因学习速度慢、对难度大的知识出现较高的错误率而产生消极情绪。斯金纳认为,程序教学可通过及时强化的方法调动学生的积极反应,因为当学生对学习内容做出反应后,立即就会获得积极的反馈,从而使学生获得学习的乐趣和信心。程序教学方法在西方护理教育中有着比较广泛的应用,实际上,目前应用计算机教学软件进行教学和课后练习的方式就可以说是斯金纳理论的具体应用。

(二)认知理论在护理教育中的应用

认知主义的学习理论主要是从学习者要学习的新知识同原有知识相互作用的角度出发,强调学习的结果不仅仅是获得了外部行为的改变,更重要的是学习者内部认知结构的改变,使新知识同原有的知识结构联系起来,从而形成了学习者新的认识结构。认知主义的学习理论虽然已解释了学习者对新知识的学习过程,从认知主义学习理论出发,在进行护理教学时应该合理应用以下几种策略。

1. 强调学习者原有的知识经验和认知结构   我们在进行护理技能教学活动时,就要针对不同的学生,设定不同的教学进度和不完全相同的教学内容。在每次的教学活动前,尽可能有相应的先行组织者,唤醒学生相应的知识经验,进行新旧知识的认知结构的整合。

2. 引导学生积极参与护理理论和护理技能的探索和实践   布鲁纳强调学习者是一个主动积极的探索者,要在探索的过程中发现新知识与原有的知识之间的联系以及内在的意义。因此,我们在教学的时候,要注意引导学生积极参与探讨,使师生在共同探索中发现学习的快乐、护理知识的应用、助人的满足。国外研究表明,学生参与的程度越高,就越不可能对学习产生不满情绪。

3. 引导学生发现理论与技能、知识与经验之间的内在意义   奥苏伯尔强调学习者的意义学习,认为学习只有在理解两者之间意义的基础上进行才可能更好。例如,百事可乐的一个宣传广告描述了很多球星在进入球场的路上,途经百事可乐自动销售柜的时候,每个球星都情不自禁地掏出硬币买了一瓶百事可乐,主裁判也买了一瓶,但是到了比赛开始的时候,主裁判发现,平常用来挑选边的硬币不见了,最后只能用猜"石头、剪刀、布"来解决问题。在这个宣传广告中,就很好地运用了意义学习,它不是简单地、直接地告诉个体,百事可乐很好,而是引导个体去思考问题"主裁判用来挑选边的硬币到哪里去了",最后发现这个硬币是主裁判忘了工作的需要而用来买百事可乐了,个体发现这两者之间的内在意义后,就进行了意义学习。

4. 知识的呈现应形象生动,同时以组块的形式呈现   知识的呈现首先一点就是要引起学生的注意,因此,知识的呈现应形象生动,同时声音、图片与文字相匹配。信息加工理论研究表明短时记忆中信息的编码主要是以听觉形式编码为主,所以尽量配有声音,有利于学生的短时记忆编码。研究结果也表明这一点,一个既有插图又有正文的报纸广告比只有图片而没有文字说明的广告更有可能被编码和存储。当正文文字和图片重点放在产品不同的属性当中时,图片更能影响消费者。同时以组块的形式呈现可以提高学生的短期记忆能力。

(三)人本主义理论在护理教育中的应用

潜能论贯穿在整个"学生为中心"的教学思想中,认为教师应当为学生创设一个和谐、信任、理解的学习氛围,以促进学生的全面发展。

1. 建立真诚的师生关系   在临床护理教学中,教师应该真诚地面对学生,同时能够从学生的角度来理解学生的状态,并且能信任和支持学生。这样学生能够建立自信,并努力实现自己的学习目标。

2. 让学生参与教学活动　　在护理教育中,应当鼓励学生参与教学活动,学生参与决策有利于促进个人价值感的发展。例如,可以让同学参与制订学习计划,在课堂上决定学习内容,拟定操作、练习计划,或者让学生自己组织相关主题讨论会等。这样在自我制订的学习、评估计划中,学生们会体验到自我决策的快乐,也增加了参与的积极性。

3. 接受学生之间的个体差异　　学生的个体差异是客观存在的,对于护理教师,应根据学生的具体情况因材施教,应多采取鼓励、支持的态度,促进学生的自我反省和自我提高。例如,在护理技术课堂上,针对某些操作明显落后于其他人的学生,教师可以多提供练习的机会,给予更多的关注,解除学生自卑、急躁的心理压力,引导学生反省自己的学习情况,促进其产生学习的责任感和自主性。

4. 教师是帮助者和促进者　　在教学方面,罗杰斯认为教学的成败,其关键在于教师。教师应该有较高的创造性,促进学生学习,保持或激发学生对学习的热爱,此外,教师应在课堂上创造自由学习的氛围。教师应成为学生的另一个学习资源,当学生提出问题时,教师不应简单地提供信息或忠告,而应以认可、鼓励等方式来帮助学生进行学习。例如,当学生在实习时遇到了疑难杂症的病人,不知道如何护理这样的病人及安抚其家属时,教师应采取关心的态度,鼓励和指导学生去查找有关的资料,使其获得答案,同时还可写下护理体会。这样,比简单地告诉学生如何护理会取得更好的效果。

5. 重视课堂气氛　　好的课堂气氛是应该能使学生感到平静并且具有心理安全感。教师应采用多种方法使同学间相互理解、相互关心,从而使每个学生在班级内都能有一种归属感,以培养学生的团队合作精神,增加凝聚力。

6. 使用学习合同　　人本主义心理学的一个特殊应用是使用学习合同,这可以为学生提供对自己学习负责的机会。合同允许学生在课程固定的范围内自己制订目标、学习计划,选择学习方法,确定评价标准。学生在签订合同后依据学习合同安排学习。

(四) 成人教育理论在护理教育中的应用

总的来看,成人教育模式偏向于过程模式,而儿童教育模式偏向于内容模式。内容模式强调的是知识和技能的传授,而过程模式所强调的则是提供获得知识和技能的资源。换句话说,成人教育的指导方法不是将所需要的全部知识灌输给学习者,而是为学习者提供学习资源,为其自学提供帮助。因此,应用成人教育理论时,护理学校的护理教师和学习者之间应该是一种合作关系,教师应建立有效地学习环境,帮助学生掌握获取知识的过程,以便学生在临床工作实践中进一步学习。护理教育的课程设置应该建立在成人教育模式 5 个假说的基础上。

1. 促进自我定向　　在教学中可根据学生的年龄和不同层次应用学习合同或协商的方法,使护理专业学生对自己的学习负责。

2. 应用经验　　可以广泛地应用经验学习法,特别是临床经验。因此,合理设置课堂讲授和临床实践的比例十分重要。教师在教学过程中应特别注意学生的背景经历,了解学生是否已经有临床经验,并针对不同经历的学生因材施教,这样会更好地增进教学效果。

3. 满足学习的意愿　　在成人教育中,受教育者对自己的学习需要比较明确,因此,教师应鼓励学生参与目标、计划的制订过程,并激励其按照目标标准进行自我评价,以提高自我评价的能力和激发不断进取的精神。

4. 关注学习的倾向性　　在教学中应以学生的经验和问题作为学习基础,从而保证护理教育与实际生活紧密联系。

5. 激发内在动机　　在教学过程中应注重培养学生的自尊和自信,确保学习是以过程为基础,保护学生主动参与的热情,从而发展和鼓励学习者内在的动力。

随着护理教育的发展,目前西方许多学校和医院的护理教育项目都是建立在成人教育模式的基础之上,成人教育理论有着相当广泛的应用价值。

(五) 合作学习理论在护理教育中的应用

合作学习是一种小组成员进行互动的学习方法,可用于知识、技能和态度的学习。这种学习方法有利于促进和发展学生之间团结协作、自我管理的能力,达到共同进步,因此在护理教学中的应用比较广泛。护理教学中应用合作学习可有4种学习设置类型。

1. 小组效率模式　　这种模式适用于知识范畴的学习,尤其是低年级或刚入学的护理学生,他们进入一种全新的学习环境,常常不能适应护理教学的节奏和方法,而小组学习的方式可以促进小组学生的相互学习,如护理学生在准备期终考试时可选用这一模式以帮助学生进行复习。首先将学生分成由5~6人组成的学习小组,并安排学习任务,然后通过个人准备、小组活动、解释小组得分、评议小组工作及评价个人进步5个阶段进行。小组效率模式的设置方法使学生可以通过与小组其他成员进行讨论的方式来检验自己对书面材料的理解程度。

2. 小组教学模式　　这种模式的重点是关注知识的获得,要求每个小组成员自学一部分内容,然后在小组中进行讲解。在讲述的过程中,由于每个学生分工负责整个内容中的一部分,因此可以从其他同学的讲解中看到自己所负责的部分与整体如何协调。小组教学模式分成学生个人准备、小组成员讲授、评价讲授和评议小组工作4个阶段进行。

3. 表现判断模式　　这种模式特别强调操作技能(精神运动技能)的获得,因此在护理教育中尤其适用。表现判断模式要求每个小组成员负责其他成员的操作技能的学习和掌握,并且设计操作技能的评价标准。这种模式可以提高学生练习护理技能的兴趣和积极性,通过个人动手操作、小组评价、再练习和再评价过程的循环往复,以提高小组成员进行各种护理技能操作的能力。

4. 明确态度模式　　这种模式强调的是态度范畴的学习。在护理教育中,态度是极为重要的因素,特别是在有争议的领域,如安乐死的问题。通过这种模式可以帮助个体认清自己对某问题所持的态度,同时也可以了解对这个问题存在的其他态度。

(六) 建构主义学习理论在护理教育中的应用

1. 在教学中树立榜样人物和榜样行为　　在对学生进行职业角色教育过程中,第一步要为学生营造榜样学习的氛围,树立榜样,使其看有榜样、学有榜样。护理教师首先应努力使自己成为其学习的合格榜样,使自己成为众多榜样中的亮点,主动吸引学生的注意。在学生中也应积极树立榜样人物和榜样行为,潜移默化地影响其他学生的态度和行为。同时在临床教学过程中,可以筛选带教老师,或者通过培训提高带教者的榜样影响力。

2. 强化记忆　　护理教育可以说是一项长期的系统工程,贯穿于学生学习的整个过程。因此,护理教师在护理教育的整个过程中,应始终注意保持自身职业行为的一贯性,并将自身行为的道德性、法律性、艺术性等融为一体,使自己的行为能成为学生学习的榜样,这样有益于帮助学生强化所学到的榜样行为的记忆,更好地做到榜样的行为。

3. 及时替代　　强化在护理教育中对于应该表扬和批评的行为,应该公开、公平的进行,使每个学生都得到替代性的强化,对于其以后的行为倾向可以起到很好的指导性作用。最好把"差生"和"好生"随机配对。

4. 尽可能地创建"情景",引发问题　　启发思维根据建构主义学习观,知识是在一定的情境中进行主动意义建构的过程,而且同一知识在不同的学生的心中建构的意义和指代也不完全一样,所以就不能够把学生当作被动的信息接收者,而应围绕教学目标、主题,创设与当前学习主题相关的、真实的、富有挑战性的"情景",及时呈现需解决的问题,并利用认知过程的心理活动规律进行教学。例如,患者常用的九种卧位,教师每讲到一种卧位,由一名学生扮演患者,其他学生共同协作设置,达到意见统一,教师提出:"该卧位在什么情况下取用?"在帮助患者更换卧位时,学生分组进入模拟病房,轮流扮演患者和护士。"患者"卧于病床上,教卧位时,学生分组进入模拟病房,轮流扮演患者和护士。"患者"卧于病床上,教师提出"患者现存在的健康问题有哪些""为何要为患者更换卧位""如何更换"等问题,学生利用创设的情景,富有兴趣地进入集中思考,并积极付诸行动,目标达成后,教师再将问题进一步引入深处,提出:"若此患者带有各种管具或带有牵引、石膏固定等,应如何更换卧位?"教师由浅至深为学生创设情景,学生利用情景,启发思维,结合原有认知结构中的知识、经验将当前问题逐个攻破,因而产生了成就感,提高了学习兴趣。

第二节　学习的分类与教学

一、学习的分类

学习有广义和狭义之分,广义的学习包括人和动物的学习,狭义的学习则专指人的学习。为了认识学习的本质,不同的心理学家根据自己的研究都做出了不同的解释。一般认为,学习是指学习者因经验而引起的行为、能力和心理倾向的比较持久的改变。

学习的种类是多种多样的,心理学家依据不同的标准对学习进行了分类,了解学习类型有助于采取相应的措施来促进学习。下面仅列举几种较有代表性的学习类型。

（一）依据学习方式划分

奥苏伯尔依据学习方式的不同,将学习分为接受学习、发现学习、意义学习和机械学习。

1. 接受学习　　指学习者将别人的经验变成自己的经验的过程,所学习的内容是通过他人讲授的形式获得的,无需学习者去独立发现。学习者将传授者呈现的材料加以内化和组织,在必要的时候进行再现或加以利用。

2. 发现学习　　指在缺乏他人传授的条件下,学习者自己主动地通过独立探索,去发现知识的内涵和联系的过程。

3. 意义学习　　指学习者利用原有的知识和经验,在理解新材料意义的基础上而进行的学习。意义学习的关键在于理解新旧知识之间的联系。

4. 机械学习　　指在缺乏某种先前经验的情况下,没有理解学习材料的内在意义,靠死记硬背进行的学习。这种学习类型在儿童身上较为普遍。

在上述的分类中,接受学习既可以是机械的,也可以是有意义的。在理解的基础上的接受就是有意义的,反之是机械的。因此,我们不应将接受学习与被动的机械学习等同起来。同样,发现学习中也有意义学习与机械学习的区分。动物通过盲目地尝试错误获得某种经验,即属于机械的发现学习,而护理知识技能的获得则是有意义的发现学习。

（二）依据学习内容划分

1. 知识学习　　知识是客观事物的特征和联系在人脑中的主观表征,可以表现为概念、命题、图式等不同形式,分别标志着对事物反映的不同广度与深度。知识的学习即通过一系列的心智活动,在头脑中建立起相应知识的认知结构。知识的学习是人类学习中很重要的一种学习内容,对人类优秀文化遗产和科学知识的学习,以及个体从小到大在学校里接受的学习在很大程度上都是知识学习。例如,我们在学《基础护理》的时候,对"颈外静脉穿刺部位是下颌角和锁骨上缘中点连线之下 1/3"这一知识点的学习就是知识的学习。

2. 技能学习　　是指通过学习而形成产生的活动方式,有心智技能与操作技能两种。心智技能是指内在的心智活动方式,如各种学习策略等。操作技能是指外在的操作活动方式,如各种体育运动技能和护理技能等。技能的学习比知识的学习更为复杂,它不仅包括技能知识的问题,还包括实际操作的问题。不仅要知道做什么、怎么做,同时还要能够把动作实际表现出来。例如,将上面所讲到的颈外静脉穿刺部位的知识应用到护理临床的实际操作中的这一动作技能的获得,就是技能学习,技能学习最终要解决的是会不会做的问题。

3. 社会行为规范的学习　　即把外在的行为要求转化为主体内在的行为规范的内化过程。这种学习既包含对社会规范的认识问题,又包含执行及情感体验等问题,因此比知识学习和技能学习更复杂,并且在生活实践中不断发展。

笔记栏

（三）加涅的学习结果分类

加涅的信息处理学习论把人的学习过程比喻为计算机的信息加工过程,计算机的信息加工过程有信息的输入、编码、储存和提取。那么人脑对外界信息的处理就像计算机一样,也有信息的输入、编码、储存和提取。他将人类学习的结果分为 5 个类型:

1. 语言信息　　是指能用语言(或言语)表达的知识。其中包括符号记忆、事实记忆、有组织的整体知识。

2. 智慧技能　　主要是运用概念和规则办事的能力。其中又分为辨别、具体概念、定义性概念、原则和规则、高级规则。

3. 认知策略　　是指运用有关人们如何学习、记忆、思维的规则支配人的学习、记忆或认知行为,并提高其习、记忆或认知效率的能力。

4. 动作技能　　是指通过练习获得的、按一定规则协调自身肌肉运动的能力。

5. 态度　　是指对人、对事、对物、对己的反应倾向。

二、教学的心理

自 20 世纪 60 年代起,随着认知心理学与教学中实际问题相结合的不断深入,一门直接提出各类教学理论的新兴学科——教学心理学应运而生。到 70 年代,当时持认知观点的研究者大多认为,从行为主义角度对教学所作的分析,往往不适合解释教学对一些高级和复杂学习的影响,而应涉及人的学习的内部心理过程,涉及它们怎样通过教学而得以提高。

20 世纪 80 年代末,美国教育心理学家格拉泽认为,经过近二十年的发展,已经初步揭示出各种能力的实质,并从这些理论出发,对学与教的干预条件及干预活动作出各种探索,如认知技能的形成、自我调节能力的获得和知识结构的获得。21 世纪初,他还总结了近年来出现的一些教学理论和方法,如抛锚式教学、促进学习的自我解释的内在机制、认知模型与情境化教学对技能获得的促进作用等,以及从课堂实践角度,提出了一些有助于学习的有效教学方法和技术,如何制订课堂教学计划、激发学生的学习动机、进行有效的课堂教学等。可以看出,在教育心理学近百年的发展进程中,各种理论观点不断变化,但从应用的角度,如何发挥对教师的专业化发展和教师培训的直接作用,是教学活动过程中有效学习的关键因素,所以下面我们主要来探讨其对教师的作用。

（一）运用教育心理学的观念来理解教育

教育离不开心理学,心理学在教育中广泛的应用才能达到更好的效果,护理教育的心理学基础就是心理学与教育的结合。护理教育中要想快速把学生培养成为护理领域中的专家,关键问题不是教会他们多少知识、技能,而是缩短其头脑中知识结构、技能操作与专业知识结构、技能操作的差距。另外,关于学习,教师要理解不同学派对于学习的解释,尤其要了解学习理论的发展趋势。现代教育心理学家认为,应侧重研究现实情景而非实验室情景中的学习现象,知识学习是一个有机整体而非单个学习的组合,除了关注学习的外在行为变化外,还应关注个体在学习中内在认知结构的变化,以及学习的社会文化属性。

（二）心理学知识能帮助教师更好的教学

教育心理学已经归纳了很多学习过程中的规律。例如,知识在头脑中的编码质量,直接影响个体对该知识的提取;学会如何学习的内在认知机制关键在于元认知、自我调节、反思能力的形成;一种学习之所以对另一种学习产生影响,在于它们之间存在共同的学习成分。这些规律的揭示有利于教师更好地教学。同时,教育心理学还提出了很多教学理论和教学方法,我们可以把握先进的、适当的教学理论来进行相应的教学。现在的研究认为,几乎不存在通用于各领域的一般教学理论,更多的是适合于某一类知识、某些学生、某个情景的特殊的教学理论。例如,对于低级的、简单的学习,可以采用行为主义观中的强化和惩罚手段;对于高级的、复杂的学习,可以采用学习认知观中一些促进理解、编码和自我调节的方法;对于具有较强社会性质的学习,采用建构主义理论中的合作学习和教学对话等方法。

笔记栏

第三节　影响学习的因素

一、影响学习的内部因素

个体的学习会受到许多因素影响,其中影响个体学习的内部因素包括学习动机、认知结构、学习迁移能力和人格因素四个因素。

(一)学习动机

1. 概念与分类　学习动机是指激发和维持个体学习活动,并指使学习活动朝向一定学习目标的心理倾向。根据动力来源,学习动机可分为内部和外部学习动机。内部学习动机是指个体对学习活动本身感兴趣所引起的动机,以获得知识为满足。外部学习动机是指由学习活动以外的诱惑所引起的动机,动机的满足在活动之外。内部动机对学习活动影响强烈、持久,因此教育者应十分重视内部学习动机的形成,使学生对获取知识本身感兴趣。

2. 学习动机的功能主要表现在四方面:

(1)唤起功能即唤起学习者对学习的准备状态,增强观察力、记忆力、思维力、想象力等智力因素以及集中注意力、坚持不懈、忍受挫折等非智力因素来促进学习。

(2)指向功能即促使学习者的学习行为指向学习客体,促使学习活动朝向某一目标,有选择地进行。

(3)强化功能指可促使学习者在学习活动中更具有主动性和积极性。

(4)维持功能即促使学习者保持学习行为的适当强度,直至完成学习活动。

(二)认知结构

认知结构是人内在的心理结构,有广义和狭义之分。广义的认知结构是指个体原有知识(或观念)的全部内容和组织;狭义的认知结构是指个体在某一特殊领域内的知识(或观念)的内容与组织。每个人的认知结构各有其特点,良好的认知结构有助于学习的迁移。

1. 认知结构变量　奥苏伯尔将个人认知结构在内容与组织方面的特征,称为认知结构变量。他提出了三个影响学生对新的学习和保持影响的主要认知结构变量:

(1)可利用性:指认知结构中是否具有恰当的起固定作用的观念可被利用。认知结构中观念的抽象和概括水平越高,可利用性越高,也就越适合同化新知识。

(2)稳定性:指原有起固定作用的观念的巩固程度。认知结构中原有观念越清晰、稳定,越有助于同化新知识,促进学习的保持和迁移。

(3)可辨别性:指新的学习内容与同化它的原有观念的分化程度。新旧观念的可辨别性越高,越能防止新旧知识间的干扰,有助于知识的保持和迁移。

2. 建构良好认知结构的方法

(1)改革教材结构,促进学习迁移:奥苏伯尔认为,学生的认知结构是由教材的认知结构转化而来。好的教材结构既可简化知识,又有助于产生新知识,有利于知识的运用面。

(2)同类归纳,提高知识的系统性:在教学中,护理教师应注意将同类概念、原理加以归纳,以形成认知结构的层次序列化,提高稳定性与组织性。

(3)综合贯通,促进知识横向联系:在教学中,护理教师还应注意加强不同概念、原理及定律间的意义联系,引导学生探讨它们之间的关系,辨别它们之间的异同,使学生融会贯通地掌握知识,运用知识。

(三)学习迁移

学习迁移是一种学习对另一种学习的影响。

笔记栏

1. 分类

(1) 顺向迁移(proactive transfer)和逆向迁移(retroactive transfer)：按迁移顺序划分,学习迁移可分为顺向迁移和逆向迁移。先学习对后继学习的影响,称顺向迁移;后继学习对先前学习的影响,称逆向迁移。

(2) 正迁移(positive transfer)和负迁移(negative transfer)：按迁移的效果,学习迁移可分为正迁移和负迁移。一种学习对另一种学习起促进作用,称正迁移;一种学习对另一种学习起阻碍作用,称负迁移。教育者所期望的是正迁移,正迁移量越大,说明学生通过学习发展的适应新情境、解决新问题的能力越强,教学效果越好。

2. 影响因素　　影响学习迁移的主要因素可归纳为两个方面。

(1) 个体因素：主要指学习者的特征,如学习者的智力水平、年龄、认知结构特征、对学习的态度与信念等。在护理教育实践中,教师既要培养学生解决类似问题的心理,又要引导学生在遇到用习惯方法难以解决的问题时积极从其他角度来思考。

(2) 客观因素

1) 学习材料的特征：所学知识与技能之间有无共同的要素和成分,是影响学习迁移是否发生的重要因素之一。

2) 学习情景的相似性：能不同程度地提供有关的原有学习线索,促进学习或解决问题中迁移的出现。

3) 教师的指导：教师在教学过程中,有意识地引导有利于促进积极迁移的发生。

3. 促进学习迁移的策略　　迁移不可能自动产生,个体所获得的知识、技能并不意味在新的学习和解决问题中肯定有较大的迁移。因此,护理教育者应努力为学生创造条件,促进学习迁移发生。

(1) 合理整合教学内容和组织教学序列,鼓励学生把在某一学科学到的知识运用到其他学科中去,融会贯通地掌握知识。

(2) 建立新旧知识技能和简单与复杂知识技能联系的桥梁,通过提问和提示,帮助学生利用已有的知识,从而较容易地掌握新的、较复杂的内容。

(3) 注重学习原理、规则、模式等方面内容的重要性,发挥正向迁移的作用。

(4) 帮助学生掌握认知策略,学生一旦掌握了这些策略,就能较好地应对各类学习任务,就能在各种情境中有效地运用这些策略解决问题。

(5) 培养学习者良好的心理准备状态和积极的学习态度,营造良好的学习氛围,教师通过积极反馈和正确归因等方式帮助学生确立学习的自信心,形成积极的学习态度,避免不良情绪。

(四) 人格因素

人格(personality)通常指一个人所具有的独特的、稳定的心理特征的综合。人格以素质为基础,通过与环境的相互作用面形成。人格因素涵盖面较广,此处仅重点介绍对学生学习活动影响较大的两种人格因素,即心理控制点和焦虑。

1. 心理控制点

(1) 控制点的概念和类型：控制点(locus of control)是指人们对影响自己生活与事业的那些力量的看法,可分为内部控制型与外部控制型两种类型。具有内部控制特征的人相信,自己所从事的活动和活动结果是由自身所具有的因素所决定的,如个人的能力、做出的努力等。具有外部控制特征的人认为,自己所从事的活动和活动结果是由外部力量所决定的,如运气、机遇及他人的帮助。在现实中,极端的内部控制者与外部控制者是不多见的。

(2) 心理控制点对学习的影响：学生的主体作用反映在心理控制点,心理控制点作为一种影响学生学业的人格特征,主要是通过影响学生成就动机、投入学习任务的精力、对待学习的态度与行为方式、对奖励与惩罚的敏感性、责任心等一系列变量影响学生学习。

(3) 帮助学生建立平衡的控制点：把学习的成功与失败全部归因于外部因素固然是错误的,但

笔记栏
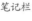

全部归因于自己的努力也是不现实的。科学、正确的观点能帮助学生发展平衡的控制结构。

2. 焦虑

(1) 焦虑的概念：焦虑(anxiety)是指当前或预计的对自尊心有潜在威胁的任何情境具有一种担忧的反应倾向。焦虑不同于通常所说的担忧，担忧表示一种心理状态，焦虑表示的是一种人格特征。焦虑分正常焦虑和神经过敏性焦虑。由客观情境引起的焦虑称正常焦虑，如预料到失败、感到自尊受到威胁等；由于自尊心受到伤害而引起的焦虑称神经过敏性焦虑。

(2) 焦虑对学习的影响：研究表明，一定程度的焦虑对学习是必需的，但两者之间的关系是复杂的。焦虑对学习是促进还是抑制，是由多方面的因素决定的，如原有的焦虑水平的差异、学习材料的难易程度以及学习者的能力水平等。

(3) 协助学生维持适度的焦虑水平：在护理教学中，教师应灵活采取各种有效的教学方法，把学生的焦虑水平控制在中等程度，使之有利于一般能力者的学习，激发学生有效的学习行为。

二、影响学习的外部因素

学习除受个体内部因素影响外，还受许多外部因素制约，包括教材的组织与呈现、课堂群体动力以及课堂纪律管理等因素。

(一) 教材的组织与呈现

教材是学生获取知识的主要来源和教师教学的主要依据，也是影响学生的思维方式、学习方法和认知结构的重要的外部因素。改进教材的组织与呈现，可促进学生对教材知识的理解水平。

1. 设计先行组织者，促进知识的保持与迁移　　先行组织者(advance organizer)简称组织者，是由奥苏伯尔提出的概念，指在先于学习材料之前呈现的一个引导性材料，它可以是一条定义、一个规则或一段概括性的说明文字等。组织者的设计必须根据学习材料的特点。

2. 设计符号标志，使教材结构鲜明　　在教材中使用符号进行标志的形式很多。例如，使用不同字体，用序列数字指明内容要点，在重要文字下加着重号等。这些符号标志使学习材料结构更加清晰，便于学习者更好地理解材料。

3. 设计附加问题，控制学生注意　　设计附加问题的目的在于从外部控制学生。护理教学中运用此项技术时，应注意针对学科的教学特点与教学目标，设计恰当的问题。

(二) 课堂群体动力

课堂里的学生不是孤立存在的个体，学生、师生之间必然会发生多方面的相互作用和影响。这种课堂上人际间的相互作用与影响，称为课堂群体动力(group dynamics of classroom)。

1. 教师的领导方式与课堂气氛　　课堂气氛是指课堂里某种占优势的态度和情感的综合状态。教学过程中，教师的领导方式是重要影响因素之一。教师的领导方式是指教师行使权力与发挥领导作用的行为方式，分为专制型、民主型、放任自流型三种类型。心理学实验表明，各种类型的领导方式对课堂气氛和学生学习的影响如下：

(1) 专制型：会使学生产生较高水平的挫折感，并对教师产生一定程度的反感。教师在场，纪律较好，活动性较高；教师不在场，则纪律涣散，学习气氛低落。

(2) 民主型：学生心情舒畅，表现出较高的独立性，学习效率高。

(3) 放任自流型：可导致学生情绪不稳定，纪律松弛，学习效率极低。

因此，护理教师应以民主型领导方式组织教学活动，营造良好的课堂气氛，唤起学生的学习兴趣和热情，挖掘学生的学习潜能，培养学生热爱学习的内在动机。

2. 学生间的相互作用　　课堂上学生间的相互作用可从两个方面进行分析，一是个人学习和集体学习，二是竞争与合作。

(1) 集体学习与个人学习：学生学习是以集体的方式进行还是以个人的方式进行，取决于学习任务的性质、集体的规模与凝聚力、领导的有效性等。集体学习中必然产生学生间的相互作用，这种相互作用有利也有弊。

笔记栏

相互作用的有利之处表现在：① 在完成简单学习任务时，可以获得一种激励，产生感染行为和努力竞争的效应；② 在解决复杂学习任务时，集体努力要胜过个人努力，集体中能力差的学生也可受益于同伴的指导；③ 对尚无定论或有争议的问题进行讨论，有助于开阔学生眼界，激发深入思考，促进学生能力发展；④ 能帮助能力较差的学生学会如何学习，改进学习方法；⑤ 有助于发展学生良好个性，增强集体凝聚力。

相互作用的不利之处表现在：① 聪明的、学得快的学生由于需要帮助指导学得慢的学生，因而可能影响他们自己的学习进度；② 如果缺乏适当引导，可能导致把大量的时间、精力浪费于非学习活动中；③ 能力强的学生或活泼好动的学生可能支配能力差、沉默寡言的学生，使之更退缩；④ 容易忽视个别差异，不利于对集体学习不适应的或焦虑的学生进步；⑤ 集体学习所得的经验并不一定被每个学生真正、有效地利用。

（2）合作与竞争：合作(collaboration)指群体成员为完成共同的目标而彼此支持、相互协调，并为对方提供学习和工作的有利条件。竞争(competition)指个体或群体为充分发挥自身的潜能，力争按优胜标准使自己的成绩超过对手的过程。合作与竞争在学校生活中是比较普遍的现象。合作的优缺点同集体学习的优缺点一致。竞争对学生人格的发展同样具有积极和消极两方面的影响。竞争的积极作用有：① 激发个人努力，提高成就动机和抱负水平；② 缩小个人能力与成绩间的差距，提高学习效率；③ 较准确地发现自身的潜力与局限性，努力克服某些不良人格特征；④ 增加学习兴趣，使集体生活变得更富有生气。而竞争的消极作用有：① 引起部分学生过度紧张和焦虑，抑制学习的积极性，使其产生不胜任感，退缩下来，从而降低他们在集体中的地位；② 竞争气氛过于强烈可导致紧张、敌对和报复等消极的集体风气，诱发过分突出自我、排斥或嫉妒别人等不良心态；③ 容易忽视学习活动的内在价值与创造性。

（三）课堂纪律管理

课堂教学常会受到各种干扰，纪律问题就是常见的干扰之一。要取得良好的教学效果，就必须加强课堂纪律管理，形成良好的课堂教学内部环境。

1. 课堂纪律类型　　课堂纪律是对学生的课堂行为施加的外部控制与规则。根据形成原因，可将课堂纪律分成四种类型。

（1）教师促成纪律：教师促成纪律指在教师的帮助指导下形成的课堂行为规范。学生年龄越小，对教师的依赖越强，教师促成纪律所发挥的作用也越大。随着学生年龄的增长和自我意识的增强，一方面会反对教师的过多限制，另一方面又需要教师对他们的行为提供一定指导和帮助。因此，课堂纪律在不同年龄阶段发挥作用的程度不同。

（2）集体促成纪律：集体促成的纪律指在集体舆论和集体压力的作用下形成的群体行为规范。随着年龄的增长，同伴群体对学生个体的影响会越来越大。集体促成的纪律有两类：一类是正规群体促成的纪律，如班集体纪律；另一类是非正规群体促成的纪律，如学生间的友伴群体等。

（3）自我促成纪律：简称自律，它是在个体自觉努力下由外部纪律内化而成的个体内部约束力。自我促成纪律是课堂纪律管理的最终目的，当一个学生能够自律并客观评价他自己的和集体的行为标准，把外部纪律内化为自己自觉的行为准则时，便意味着能够为新的、更好的集体标准的发展做出贡献，同时也标志着学生的成熟。

（4）任务促成纪律：任务促成纪律指某一具体任务对学生行为提出的具体要求，这种纪律在学生的学习过程中占有重要地位。在日常学习过程中，每项学习任务都有它特定的要求，或者说特定的纪律，如课堂讨论、临床实习等都有各自的纪律要求。任务促成纪律以学生对任务的充分理解为前提，教师如能很好地用学习任务来引导学生，加深学生对任务的理解，不仅可以有效减少课堂纪律问题，还可大大提高学习效率。

2. 课堂问题行为的原因　　课堂问题行为(problem behavior of classroom)是指在课堂中发生的，与课堂行为规范和教学要求不一致，并影响正常课堂秩序和教学效率的行为。造成课堂行为的原因包括：

（1）学生方面的因素：大多数课堂问题行为是由学生本身因素引起的，主要包括：① 教学内容太难或太易；② 挫折与紧张的发泄；③ 寻求注意与地位。

（2）教师方面的因素：① 缺乏教学技能；② 缺乏社会交际能力；③ 缺乏良好的教学态度和自我批评精神。

（3）环境方面的因素：校内、外环境中的许多因素都会对学生的行为产生一定影响，如大众传媒、家庭环境、班级人数、课堂座位编排方式、教学环境的温度和色彩等。

3. 课堂问题行为的预防和控制

（1）正确对待不同的课堂行为：课堂上一般存在积极、中性和消极三种行为。积极行为是促进教学目的实现的行为。护理教师应主动与采取积极行为的学生建立视线联系，表示对他们的肯定与鼓励，使学生更倾向于接受教师的指导，抑制问题行为出现。中性行为既不促进，也不干扰教学目的的实现，如呆坐出神、看其他书籍、打瞌睡等。中性行为只影响学生本身的学习，而不影响其他学生，因此不宜在课堂上以停止教学为代价，公开指责他们，以避免其成为全班学生的焦点。可采用给予信号、邻近控制、接触控制、向其提问、暗示制止及课后谈话等措施，使中性行为向积极行为转化。消极课堂行为是明显干扰课堂教学的行为，应及时制止，批评教育。

（2）建立民主和谐的师生关系，改进教学方法和手段，提高教学质量：师生关系不良、讲授过程平淡无奇是发生课堂问题的常见原因，护理教师应注意多采用民主型领导方式，建立民主、放松、和谐的课堂气氛和师生关系。

（3）帮助学生建立自信和发挥潜能：人本主义心理学家认为，个人问题行为往往由于外界因素对自我实现的阻挠以及个人缺乏正确的自我评价导致。因此，护理教师应从学生实际水平出发，制订切实可行的教学目标，控制教学进程，避免让学生遭受严重挫折，使学生建立自信、胜任感。同时，帮助学生正确认识和评价自我，确立良好的自我意识，充分发挥个人潜能。

小　结

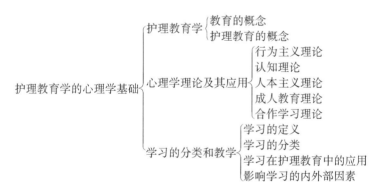

图 2 - 1　护理教育学的心理学基础

【思考题】

（1）教育的定义是什么？护理教育的定义是什么？

（2）现代教育理论的代表人物及其主要观点。

（3）简述学习的分类。

（4）简述影响学习的内外部因素有哪些？

（田　丽）

笔记栏

第三章

护理教育的目标体系与课程

学习要点

- **掌握**：① 护理教育的目标体系；② 布卢姆的教育目标分类理论；③ 课程设置的基本原则。
- **熟悉**：① 教育目的、培养目标、课程目标、教学目标的概念与关系；② 教学目标的功能及局限性；③ 护理学课程的类型及结构。
- **了解**：我国教育目的的基本精神。

第一节 护理教育的目标体系

护理教育的目标体系是护理教育理论与实践的一项重要内容，是一切护理教育活动的出发点和归宿。它由教育目的、培养目标、课程目标及教学目标四个部分组成，对于护理教育任务的确定、制度方针的建立、内容的选择以及全部护理教育过程的组织都起着指导作用（图3-1）。

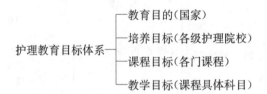

护理教育目标体系 —— 教育目的（国家）
—— 培养目标（各级护理院校）
—— 课程目标（各门课程）
—— 教学目标（课程具体科目）

图3-1 护理教育目标体系

教育目的与培养目标、课程目标、教学目标是一般与特殊、普遍与个别、总与分的关系，依次为：教育目的——培养目标——课程目标——教学目标。教育目的是社会对各级各类教育的人才培养标准的总体要求，是教育价值观的集中体现。而培养目标是某一层次、类别教育或某一专业的具体要求。教育目的是制定培养目标的依据，培养目标是教育目的的具体体现。同时，教育目的也影响、制约着课程目标和教学目标。在国家提出总的教育目的指导下，护理教育还需确定专门的、具体的培养目标，而教育目的和培养目标又可细化为一系列更为具体的课程目标和教学目标。

一、教育目的

（一）教育目的的概念

教育目的（aims of education）是指国家或社会对教育所要造就的个体的质量与规格的总体设想与规划。教育目的是根据政治、经济、生产、文化与科学技术发展的要求和受教育者身心发展的状况确定的。它对教育的性质与价值取向、受教育者的身心发展与人才规格进行了具体规定。教育

笔记栏

目的反映了社会对教育者的总体要求,它可以规范教育活动的全过程,是一切教育工作的出发点和最终目标,对所有教育工作均具有普遍的指导意义。教育目的是护理院校制定培养目标、确定教育内容、选择教学方法、检查和评价教育效果的根本依据,是护理教育工作的核心和前提。

(二)制定教育目的的依据

教育作为培养人的社会活动,既能促进社会和个人的发展,同时也受社会发展的需要与受教育者身心发展的规律等因素的影响。

1. **社会发展的需要**　　社会发展是个人发展的基础,而个人的发展受社会发展的制约,服从社会发展的需要。

(1)生产力发展水平制约教育目的:从社会发展的根本原因看,生产力发展水平是制约教育目的的决定性因素。生产力是人类征服和改造自然,获取物质资料的能力。生产力发展水平体现人类已有的发展程度,显示了能提供给教育的物质力量,同时又对人的进一步发展提供可能和提出要求,决定了教育要培养的人才规格。

(2)生产关系制约教育目的:从根本上看,生产力最终决定教育目的,但无论是资本主义社会,还是社会主义社会,教育目的的确立直接取决于生产关系。教育目的与社会的政治关系、经济制度存在直接的制约关系,生产力的要求只能通过生产关系的中介作用,在教育目的上反映出来。

2. **受教育者的身心发展规律**　　除了受生产力发展水平和生产关系的制约,教育者的身心发展规律也是制定教育目的一项必要条件。

第一,教育目的是对培养人才的质量与规格的总体要求,因此承认受教育者具有接受教育、获得发展的潜能是教育活动的前提。第二,只有考虑受教育者的认识发展、心理发展和生理发展的规律和进程,并在此基础上正确勾勒受教育者要形成的素质结构,人们才能将所提出的教育目的转化为受教育者的个性、身心发展。第三,教育目的主要是通过各级各类学校的教育工作达成的,在把教育目的具体化为各级各类学校的培养目标的同时,还应注意受教育者身心发展规律与特点。第四,受教育者在教育活动中不仅是接受教育的对象,而且也是教育活动的主体。

(三)教育目的理论

在教育发展史上,教育家基于对人的发展的不同理解提出了不同的教育目的理论,主要是对教育、个体、社会三者之间关系的认识,反映了其对教育目的的价值取向。

1. **个人本位论**　　个人本位论是以人为中心的教育目的理论,主张教育目的应以人的需要为基本出发点,强调根据人的发展需要来制定教育目的和组织教育活动。这一理论的主要代表人物有法国的卢梭、瑞士的裴斯泰洛齐、德国的福禄贝尔和美国的杜威等。个人本位的基本观点包括:第一,教育目的是根据个人的发展需要而制定的,教育在于使人的本性得到最完善的发展,除此之外,别无其他的目的;第二,个人的价值高于社会的价值,社会只有在有助于个人发展时才有价值,而评价教育的价值也应当以其对个人的发展的作用来衡量;第三,人生来就有健全的本能,教育的职能就在于使这种本能不受影响地得到发展。

个人本位论强调个人的独立性与能动性,重视教育对象的自然素质和自身的需要、兴趣等因素与发展状况,强调教育个性化,对尊重人的价值、人的发展自由等方面起到积极的推动作用。但是,个人本位论者没有把人看成是现实的社会的人,忽视了人的社会制约性,没有认识到个人的个性化过程同时也是个人的社会化过程。其观点具有明显的片面性,因而不可能科学地阐明人的本质和教育的价值。

2. **社会本位论**　　社会本位论主张教育目的应以社会需要为基本出发点,强调根据社会发展的需要来制定教育目的和组织教育活动。这一理论的主要代表人物有法国的社会学家孔德和迪尔凯姆、德国的那托普和凯兴斯泰纳等。社会本位论的主要观点包括:第一,社会的价值高于个人的价值;第二,教育的根本目的在于使受教育者掌握社会的知识和规范,认为在教育目的的决定方面个人不具有任何价值;第三,教育的价值只能以其对社会的功能加以衡量,教育的职能在于把受教育者培养成符合社会准则的公民,教育目的要指向国家利益和公民培养,并据此来满足社会需要。

社会本位论强调教育的社会价值,重视社会的稳定性和个体的社会化,强调人的发展和教育对社会的依赖性,主张教育应使个人认同社会,与社会合作,为社会服务,具有一定的合理性。但是,它的不足之处在于过分夸大了社会的地位和作用,忽视个人发展的需要,把个人视为社会的工具,无视个人的价值。

3.马克思主义个人全面发展学说　　马克思提出了关于个人全面发展的学说,涉及丰富而广泛的领域,必须从哲学、政治经济学、社会学等方面结合起来研究个人发展与社会发展及其关系。其基本观点包括以下几个方面:

(1)人的全面发展的含义:马克思提出人的全面发展是指要消除和克服由于资本主义私有制造成人在发展中的矛盾,从而达到人的智力与体力、道德与审美、生存与发展的统一,使个人的兴趣、才能得到空前未有的充分发展,使人的身心、精神(道德)才能、个性全面而丰富的发展,是作为一个完整的人,全面地占有自己本质。

(2)人的发展是与社会生产发展相一致的:马克思主义认为物质生产活动是人类最基本的社会实践活动,也是人类自身赖以发展的基础。个人怎样发展,发展到什么程度,不是由个人意愿决定的,而是由生产过程中种种社会条件决定的,人的发展与社会生产发展是一致的。因此,人的发展应当以人生活的社会的生产力和生产关系为出发点。

(3)旧式劳动分工造成人的片面发展:按照马克思主义的观点,社会分工促进了生产的发展,但也逐渐形成了私有制,划分了阶级,出现了脑力劳动与体力劳动的分离与对立,从而开始了人的片面发展的历史。

(4)大工业机器生产要求人的全面发展,并为人的全面发展提供了物质基础:随着社会生产力进一步发展,现代工业使工人的职能和劳动过程的结合不断随生产技术基础的变革而改变,引起大量资本和大量工人从一个生产部门投入到另一个生产部门。现代大工业生产把人的全面发展作为现代生产的普遍规律。大工业生产特点,不仅向劳动者提出全面发展的客观要求,同时也提供了全面发展的可能性。

(5)实现人的全面发展的根本途径是教育同生产劳动相结合:教育与生产劳动相结合是大工业生产发展提出的客观要求,是教育与生产劳动从分离走向结合的必然趋势,是不以人的意志为转移的必然趋势。未来社会全面发展的教育已经在工厂制度中萌发出来,未来教育的特征就是生产劳动同智育和体育相结合,它不仅是提高社会生产的一种方法,而且是造就全面发展的人的唯一方法。

马克思主义关于人的全面发展学说确立了科学的人的发展观,指出了人的全面发展的历史必然,对我国的教育目的的确定具有重要的理论指导意义。

(四)我国的教育目的

我国的教育目的是以马克思主义个人全面发展学说为理论依据,并密切结合我国社会主义的政治、经济、文化、科学技术和生产力发展情况而提出的。

1.我国教育目的的历史演变　　我国教育目在社会主义建设的不同时期也有所不同。

1949年,《中国人民政治协商会议共同纲领》中指出:"中华人民共和国的教育是新民主主义的教育,它的主要任务是提高人民文化水平,培养国家建设人才,肃清封建的、买办的、法西斯的思想,发展为人民服务的思想。"

1986年通过的《中华人民共和国义务教育法》规定了我国义务教育的目的:"义务教育必须贯彻国家的教育方针,努力提高教育质量,使儿童、少年在品德、智力、体质等方面全面发展,为提高全民族的素质,培养有理想、有道德、有文化、有纪律的社会主义建设人才奠定基础。"

1999年,《中共中央国务院关于深化教育改革全面推进素质教育的决定》指出:"以提高国民素质为根本宗旨,以培养学生的创新精神和实践能力为重点,努力造就'有理想、有道德、有文化、有纪律'的德育、智育、体育、美育等全面发展的社会主义事业建设者和接班人。"

2001年,《国务院关于基础教育改革与发展的决定》指出:"高举邓小平理论伟大旗帜,以邓小平同志'教育要面向现代化,面向世界,面向未来'和江泽民同志'三个代表'的重要思想为指导,坚持教育必须为社会主义现代化建设服务,为人民服务,必须与生产劳动和社会实践相结合,培养德智

笔记栏

体美劳等全面发展的社会主义事业建设者和接班人。"

2010 年 7 月,中共中央、国务院颁布《国家中长期教育改革和发展规划纲要(2010—2020 年)》,进一步强调"促进德育、智育、体育、美育有机融合,提高学生综合素质,使学生成为德智体美全面发展的社会主义建设者和接班人",并提出高等教育阶段要"着力培养信念执著、品德优良、知识丰富、本领过硬的高素质专门人才和拔尖创新人才。"

我国教育目的的演变进程体现了我国教育事业曲折发展的历史,也是对我国政治、经济、文化发展的客观反映。

2. 我国教育目的的基本精神 从上述我国的教育目的的演变来看,其基本内容表述虽不尽相同,但基本精神是一致的,主要体现在三个方面:

(1) 坚持社会主义方向:"培养社会主义事业建设者和接班人"这一规定,体现了我国教育的社会主义方向,是我国社会主义教育的根本宗旨,从根本上把社会主义教育目的与以往社会的教育目的区别开来。

(2) 坚持培养劳动者:我国是社会主义国家,劳动是每一个有劳动能力的公民的光荣职责,把每个人都培养成劳动者,是社会主义教育目的的根本标志和总要求。我们的教育是要培养社会主义事业的建设者和接班人,这是对劳动者的具体提法,即社会主义劳动者。

(3) 坚持培养全面发展的人:全面发展教育,是对含有各方面素质培养功能的整体教育的一种概括,是使受教育者多方面得到发展而实施的多种素质培养的教育活动的总称。教育目的中的全面发展实际上是对受教育者素质结构的一种基本规定,包括生理、心理、思想和文化等多个方面。我国教育目的明确了培养人才的素质要求,即"德、智、体、美全面发展",这也是古今中外教育育人育才的普遍规律。

1) 德育:是社会主义全面发展教育的方向,是教育者按照社会的要求,有目的、有计划地对受教育者施加影响,以培养所期望的思想品德的活动。

2) 智育:是社会主义全面发展教育的核心,是向受教育者传授系统科学文化知识与技能,发展各种智能,培养科学精神和创新思维习惯的教育。

3) 体育:是社会主义全面发展教育的基础,是授予受教育者体育运动、卫生保健的基本知识和技能,增强他们自我保健意识和体质,培养参加体育活动的习惯,提高其身体素质和运动能力的教育。

4) 美育:是社会主义全面发展教育的重要组成部分,是培养受教育者正确的审美观,发展感受美、鉴赏美、表现美及创造美的能力,培养高尚情操和文明素质的教育。

德育、智育、体育和美育是我国全面发展教育的基本构成要素,它们各自构成一个独立的组成部分,但又相互联系,构成一个统一的全面发展的教育整体。它们之间相互渗透、相互制约并相互促进,从而促进全面发展教育的实现和全面发展的人的培养。

二、培养目标

(一) 培养目标的概念

培养目标(training objective)是教育目的在各级、各类教育机构中的具体化,是各级、各类学校、各专业培养人才的具体质量规格与培养要求。

教育目的是各级、各类学校培养人才的共同准则,是制订培养目标的依据。培养目标是教育目的的具体体现,是根据特定的社会领域和社会层次的需要制订的,并针对特定的受教育者而提出的。教育目的决定着培养目标的方向、内容和状态,教育目的只有具体化为各级、各类学校的培养目标时才能实现操作和具体落实。

护理教育的培养目标(training objectives of nursing education)是指护理院校培养人才的具体质量规格与培养要求。科学合理的护理培养目标是开展护理教育教学工作的必要前提和评价标准,应根据实际需要制订。

(二) 制订护理教育培养目标的基本原则

1. 必须全面贯彻党的教育方针(方向性) 党的教育方针,是国家根据社会政治、经济、文化、

笔记栏

科学、技术发展的要求,为实现教育目的所规定的教育工作总方向而确定的,涵盖了教育的指导思想、培养人才的基本规格及实现教育目的的基本途径。

2. 必须有明确的专业定向和人才层次规定(专业性)　　在制订护理教育培养目标时,应有明确的专业定向,应反映护理人才培养的具体方向、规格和要求。

3. 必须符合人才培养的规格(层次性)　　在制订护理教育培养目标时,应有明确的层次定向,应注意护理专业不同层次人才培养的区别,以体现培养不同层次护理人才在知识、能力水平的深度和广度上的差异。

(三) 不同层次护理教育的培养目标

我国现行的护理教育大致可分为两个等级、四个层次。两个等级是高等护理教育与中等护理教育,四个层次是护理学研究生教育、护理学本科教育、护理学专科教育和护理学中专教育。高等护理教育包括护理学研究生教育,护理学本科教育和护理学专科教育三个层次。不同层次的护理教育的培养目标分别为:

1. 护理学研究生教育　　包括护理学博士研究生和护理学硕士研究生两个层次。

教育部制定的《2010 年全国招收攻读博士学位研究生工作管理办法》和《2012 年招收攻读硕士学位研究生管理规定》中明确规定了高等学校和科研机构招收博士研究生的培养目标是:"培养德智体全面发展,在本门学科上掌握坚实宽广的基础理论和系统深入的专门知识,具有独立从事科学研究工作的能力,在科学或专门技术上做出创新性成果的高级科学专门人才。"硕士研究生的培养目标是:"培养热爱祖国,拥护中国共产党的领导,拥护社会主义制度,遵纪守法,品德良好,具有服务国家服务人民的社会责任感,掌握本学科坚实的基础理论和系统的专业知识,具有创新精神和从事科学研究、教学、管理等工作能力的高层次学术型专门人才以及具有较强解决实际问题的能力、能够承担专业技术或管理工作、具有良好职业素养的高层次应用型专门人才。"这两项培养目标为我国各专业博士和硕士研究生培养目标的制订明确了方向,提供了依据。

由于护理专业的特殊性,护理研究生教育的培养目标必须在具体专业目标上有所界定。博士研究生教育是我国目前护理教育的最高层次,但尚处于起步阶段,各方面发展还未成熟。目前,国内对于护理博士研究生的教育培养目标尚未形成统一明确的规定,缺乏具有操作性、指导性、专业性和发展性的培养目标。2010 年 5 月教育部规定,护理学专业学位硕士研究生的培养目标是:"培养具备良好的政治思想素质和职业道德素养,具有本学科坚实的基础理论和系统的专业知识、较强的临床分析和思维能力,能独立解决本学科领域内常见的护理问题,并具有较强的研究、教学能力的高层次、应用型、专科型护理专门人才。"

2. 护理学本科教育　　1998 年教育部颁布的《普通高等学校本科专业目录和专业介绍》规定了护理学专业本科生的培养目标。随着高等护理教育的飞速发展,护理本科教育培养目标也需要调整。2009 年,教育部高等学校护理学专业教学指导委员会制定了《本科医学教育标准——护理学专业》,提出我国护理学本科教育的培养目标是:"培养适应我国社会主义现代化建设和卫生保健事业发展需要的德智体美全面发展,比较系统地掌握护理学的基础理论、基本知识和基本技能,具有基本的临床护理工作能力,初步的教学能力、管理能力及科研能力,能在各类医疗卫生、保健机构从事护理和预防保健工作的专业人才。"

3. 护理学专科教育　　根据 2003 年教育部和卫生部共同颁布的《三年制高等职业教育护理专业领域技能型紧缺人才培养指导方案》,我国护理学专科教育的培养目标是:"培养拥护党的基本路线,德智体美全面发展,具有良好的职业道德,掌握护理专业必需的基本理论知识和专业技能,能在医疗卫生保健和服务机构从事临床护理、社区护理和健康保健的高等技术应用性护理专门人才。"

4. 中等护理教育　　中等护理教育的培养目标是在 2000 年教育部《关于全面推进素质教育,深化中等职业教育教学改革的意见》的基础上根据护理专业特点而制订的。2001 年,《中等职业学校医药卫生类护理学专业教学计划》提出了中等护理教育的培养目标,同年,教育部发布的《中等职业学校专业目录(2010 年修订)》将中等护理教学培养目标调整为:"培养从事临床护理、社区护理和

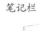
笔记栏

健康保健的专业人员。"

2011年,护理学从二级学科调整为一级学科,学科定位的提高,体现了护理学专业的不断发展,其专业性和独立性的日益增强,为护理学专业的发展提供了机遇,也带来了更大的挑战。各层次护理教育的培养目标有待于重新定位,需要加以区分和体系化。

三、课程目标

(一)课程目标的概念

课程目标(curriculum objective)是指课程实施应达到的学生发展的预期结果。它规定了某一教育阶段的学生通过课程学习以后,在发展品德、智力、体质等方面期望实现的程度,它是确定课程内容、教学目标和教学方法的基础。

(二)制订护理学课程目标的依据

1. 对护理学专业学生的了解 任何课程设置的最终目标都应是指向学生的身心发展,因此促进护理学专业学生全面发展是护理学课程的基本职能,护理学课程目标的确定必须将护理学专业学生的需求作为重要的依据。

2. 对社会需求的研究 护理学专业人才要肩负促进社会卫生保健事业发展、提高人民健康水平的职责,因此护理学课程目标应及时反映社会健康保健方面的需求和发展变化趋势。

3. 对护理学科的研究 护理学科的知识体系及其发展也是确定护理学课程目标的重要依据。学科知识具有自身的逻辑体系,包含着学科的基本概念、原理、方法、发展方向等。

四、教学目标

教育目标与护理培养目标是通过一系列具体的教学目标实现的,制订教学目标的依据是教育目的和培养目标。

(一)教学目标的概念

教学目标(objective of teaching)是指教学活动实施的方向和预期达成的结果,是一切教学活动的出发点和最终归宿。教学目标是教育目标的具体化,是以一定的课程内容为媒介的。对教师而言,它是教授的目标;对学生而言,它是学习的目标。而理想的教学目标是教授目标和学习目标的统一。

护理教学目标是指通过护理教学活动预期达到的结果或标准,它具体体现为护理教学活动结束时学生在护理专业知识、技能和情感等方面所取得的变化。

(二)教学目标的分类理论

在各种不同的教学目标分类理论中影响最深远的是由美国著名教育家、心理学家布鲁姆提出的教育目标分类理论(taxonomy of education objectives)。1956年,布鲁姆出版了《教学目标分类学》,首次将分类理论应用于教学领域,并将教学目标划分为认知领域、动作领域和情感领域。

知识拓展

本杰明·布鲁姆(Benjamin Bloom)简介

本杰明·布鲁姆(1913～1999年)是美国当代著名的心理学家、教育家,1913年2月21日出生于美国宾夕法尼亚州,1999年9月13日去世,享年86岁。

1944年起,布鲁姆在芝加哥大学教育系任教,1970年被任命为教授。布鲁姆早期专注于考试、测量和评价方面的研究,20世纪70年代后从事学校学习理论的研究。1965～1966年,担任美国教育研究协会(American Education Research Association, AERA)会长,并且是国际教育评价协会(International Association for the Evaluation of Education Achieuement, IEA)的评价与课程专家及创始人之一。布鲁姆于1968年获得约翰·杜威学会颁发的杜威奖,1972年获得美国心理学会颁发的桑代克奖,他在教育领域做出了突出贡献,影响深远。代表作有《教育目标分类学》《人类特性的稳定性与改变》《人类特性和学校学习》等。

笔记栏

1. 认知领域　　认知领域涉及的是一些心理及智力方面的能力和运算,主要包括知识的学习和一些概念、规则的学习,这也是目前被广泛接受和重视的领域。布鲁姆将认知学习领域目标从低到高分六个层次,依次为:

（1）知识（knowledge）：是指认识并记忆所学的材料。这一层次所涉及的是具体知识或抽象知识的辨认,用一种非常接近于让学生以当初遇到的某种观念和现象时的形式,回想起这种观念或现象。

（2）领会（comprehension）：是指对事物的初步领会,主要包括"转化""解释""推断"三种形式。转化,即用不同词汇或方式表达对所学知识的理解;解释,即按自己的理解对事物的意义做出解释;推论,即对事物间的关系进行推理或运用所学的知识估计将来的趋势或推断预期的后果。

（3）运用（application）：是指对所学习的概念、法则、原理等知识运用于具体的情境。运用层次指的是初步的直接应用,以解决实际问题。

（4）分析（analysis）：是指把整体材料分解成它的组成要素,从而使其组织结构更为清晰,各概念间的相互关系更加明确,详细地阐明基础理论和基本原理。

（5）综合（synthesis）：是指以分析为基础,全面加工已分解的各要素,并再次把它们按要求组合成新的整体。综合层次要求学生能融会贯通地掌握知识,以便综合地创造性地解决问题。

（6）评价（evaluation）：是指学生在学习后能对素材做出价值判断。这个层次的要求不是凭借直观的感受或观察的现象做出评判,而是理性地深刻地对事物本质的价值做出有说服力的判断。评价是认知领域目标的最高层次,要求学生创造性地对客观事物进行判断、权衡、检验和分析。

2. 动作技能领域　　辛普森（E. J. Simpson）在1972年提出动作技能领域的分类,应用较广泛,分为七个层次:

（1）知觉（perception）：是指运用感官领会操作信息,指导动作。包括感觉刺激（听觉、视觉、触觉、味觉、嗅觉、动觉）、线索的选择和转化三个亚层次。

（2）定势（set）：是指为了适应某动作技能的学习做好身心准备,包括心理定势、生理定势、情绪定势三个方面。

（3）指导下的反应（guided response）：是指个体在教师指导下,或根据自我评价表现出来的外显的行为动作,包括模仿和试误两个亚层次。

（4）机械动作（mechanism）：是指已成为习惯的反应,学习者按程序步骤完成动作操作,不需要指导。

（5）复杂的外显反应（complex overt response）：是指能够熟练地完成全套的复杂的动作技能。操作的熟练性具有精确、迅速、连贯、一致和轻松等为特征。

（6）适应（adaption）：是指技能达到高度发展水平,具有应变性,能改变动作活动以适应具体环境、条件及要求等方面的变化。

（7）创作（creation）：是指根据在动作技能领域中形成的理解力、能力和技能,创造新的动作模式以满足具体情境的需要。

3. 情感领域　　1964年,以克拉斯沃尔（D. R. Krathwohl）为首制定情感领域的教学目标,为通过对某事物的注意、重视,到确定它在自身态度、价值观中的位置的过程,分为五个层次:

（1）接受（receiving）：是指学习者愿意注意某种特定的现象或刺激。可分为感知有关刺激的存在、有主动接受的意愿、有选择的注意三个亚层次。

（2）反应（responding）：是指学习者参与或主动参与某事或某活动,也就是积极地参与反应,表现出较高的兴趣,可分为默许、意愿和满意三个亚层次。

（3）价值判断（valuing）：是指认识到某一事物、行为的价值,在行为上可表现出一定的坚定性。它包括接受价值观、偏爱价值观和为坚定价值观三个方面。

（4）价值的组织（organization）：指学习者在遇到多种价值观念呈现的复杂情境时,将不同的价值观组合、比较,确定它们的相互关系,克服它们之间的矛盾,形成一致的价值观念体系。

笔记栏

(5) 价值体系个性化(characterization by a value or value complex)：是指学习者通过接受、反应、评价、组织等内化程序，将所学的知识、信念及态度等综合成统一的价值观体系，逐渐形成个人的品性。

布鲁姆的教学目标分类法是用学生外显的行为来陈述目标，便于客观地评价。教学目标按照由低到高、由简单到复杂的顺序排列，有一定的层次性。该分类方法超越了学科内容，任何学科都包括上述三个领域，但由于学科性质不同，每个领域所占的比重也不同。

(三) 教学目标的功能

教学目标贯穿于教学准备、教学过程及教学之后。教学目标在教学活动中有导向、激励、调控和评价的功能。

1. 导向功能　　教学目标是教学活动的预期结果，是教与学双方共同的目标。整个教学过程都受到教学目标的指导和制约，并围绕教学目标而展开。如果教学目标正确、合理，就会导致有效地教学，否则就会导致无效的教学。

2. 激励功能　　在教学活动中，要想使教学目标充分发挥激励作用，教师应当在研究学生的兴趣、动机、意志、知识和能力水平以及他们的个别差异上下功夫，只有这样，才能够把握住学生学习的"最近发展区"。教学目标确定以后，就可以激发出学生的学习积极性和学习动力，使学生产生要达到目标的强烈渴望。

3. 调控功能　　教学目标预先就规定了教学活动的大致进程，教学活动展开的过程也就是教学目标实现的过程。教学目标能够对教学过程起到调节和控制的作用，及时发现问题，诊断问题的成因，并有针对性地对教学过程进行调控，从而保证教学活动顺利地开展，取得实际的成效。

4. 评价功能　　教学作为一个系统的、由多因素构成并由各个环节连接而成的序列活动，既包括设计、组织、实施，也包括评价。教学目标作为预期的教学结果，是评价教学活动是否有效的尺度或标准。

(四) 护理教学目标的编制

1. 编制依据

(1) 学生需要：学生是教学的主体，教学目标主要描述的是学生经过学习后预期发生的行为变化。在编制教学目标前，应首先评估学生的实际知识水平，根据学生在校学习阶段需要掌握的知识与技能、需要形成的个性和人格以及需要发展的各种综合能力，制订恰当的教学目标。

(2) 社会需求：教育是为社会服务的，其所培养的人才必须满足社会需求。因此，制定护理教学目标时应根据社会发展需求，培养能满足社会需要，具备一定知识、技能和良好素质的综合性护理学专业人才。

(3) 学科知识：各门学科知识都存在固有的逻辑体系，反映客观事物和现象的本质。构成学科的基本概念、逻辑结构、探究方式、发展趋势及其相关学科，都是制定教学目标必须考虑的重要因素。

(4) 学校理念：教学目标应该体现学校的办学理念，也应体现教育者的价值观，包括对教育的理解、对教育功能的认识、对教师和学生及关系的认识、对专业知识的理解和认识等。

2. 编制步骤

(1) 目标定位：确定目标的层次和类别。在编制教学目标时，首先要明确教学内容在护理知识体系中的位置与作用，然后才能确定学生的掌握程度。

(2) 目标分解：将一般的教学目标分解为若干可以操作的教学目标。首先分析教材，找出知识点，确定每个知识点在学科中的重要程度、知识点之间的联系，列入相应的领域，再确定在该领域的层次级别。

(3) 目标表述：马杰模式也称为行为目标模式，是编写教学目标常用的模式。马杰将教学目标分为四大组成要素，用 ABCD 四个字母表示，即教学对象(audience)、行为(behavior)、条件(condition)和标准(degree)。

笔记栏

　　1）教学对象的表述：学习者是教学行为的主体，是教学的核心。教学目标描述的应该是学生的行为而非教师的行为，应该把学习者作为目标表述的主语。在实际教学目标编制中，由于教学对象往往是明确的，因此表述时常常省略教学对象。

　　2）行为的表述：行为指学习者通过学习后能做什么，即获得什么样的能力。行为是目标表述句的谓语和宾语，是最基本成分，必须具体写出。可采用动宾结构的短语进行描述，动词描述动作的类型，宾语描述学习的内容。行为的表述应该明确、具体、可观察或测量，一般描述学生通过学习后获得怎样的知识，形成怎样的技能或产生哪些行为。

　　3）条件的表述：条件指学习者完成规定行为时所处的情境或条件因素，如环境、人、设备、信息、时间等因素，是目标表述句中的状语，对目标有限制作用。

　　4）标准的表述：标准指行为完成程度的衡量依据，是学生应当达到的表现水平，用来评价学习结果的达成度。标准是目标表述句中的状语和补语部分，一般从行为的速度、准确性和质量等方面来确定。

　　（4）目标反馈：教学活动中，教学目标经常需要根据客观需要与活动内容、活动进展不断地调整、修正或更新。

第二节　护理教育的课程

　　课程是学校教学活动内容、实施过程及方式的统一，是实现教育目的和培养目标的基本途径。在以教师、学生和课程三者为要素的教学过程中，师生的教学双边活动是通过课程得以实现的。学校的课程设置、改革和发展必须与科技发展以及教育科学自身的发展相适应，既要反映时代变化对教育的需求，又要遵循教育自身发展的规律。护理教育的课程需反映护理学科的发展和临床护理模式的转变，并根据社会和专业发展的要求以及受教育者身心发展需求不断地进行改革。

一、课程的基本概念

　　课程是将教育思想、观念、目的及宗旨等转变为具体的教育实践的中介，在教育活动中居于核心地位。

（一）课程的词源

　　我国古代已有课程的有关记载，始现于唐宋期间。唐朝孔颖达为《诗经·小雅·巧言》中"奕奕寝庙，君子作之"一句注疏："维护课程，必君子监之，乃依法制。"但这里"课程"指的是"伟业"，含义与我们今天所用之意相去甚远。宋代朱熹在《朱子全书·论学》中多次提及课程，如"宽着期限，紧着课程""小立课程，大作工夫"等。虽然他对这里的"课程"意为"功课及其进程"，仅仅指学习内容的安排次序和规定，没有涉及教学方面的要求，但已与当今使用的"课程"含义接近。

　　在西方，课程（curriculum）一词最早见于英国著名教育家斯宾塞《什么知识最有价值？》一文中。它是从拉丁语"currere"派生出来的，意为"跑道"（race-course）。根据这个词源，最常见的课程定义是"学习的进程"（course of study），简称学程。"currere"一词的名词形式意为"跑道"，由此课程就是为不同学生设计的不同轨道，从而引出了一种传统的课程体系；而"currere"的动词形式是指"奔跑"，这样理解课程的着眼点就会放在个体认识的独特性和经验的自我建构上，就会得出一种完全不同的课程理论和实践。

（二）课程的内涵

　　在教育领域中，课程是内涵最复杂、歧义最多的概念之一。课程是一个发展的概念，随着社会的变化，课程定义的内涵和外延也在不断地变化。关于课程的定义众说纷纭，根据国内外学者的最新研究成果,本教材将课程的定义归纳为:课程是对学校培养目标、教学内容、教学活动方式的规划和设计,是教学计划、教学大纲和教材全部内容及其实施过程的总和。总之,课程是一个发展的概念,它是为实现各级、各类学校的教育目标而规定的教学科目及它的目的、内容、范围、分量和进程的总和,包括为学生个性的全面发展而营造的学校环境的全部内容。

（三）课程的组成要素

在我国,学校的课程主要由教学计划、教学大纲和教科书三个部分组成。课程是比较抽象的,而教学计划、教学大纲和教科书是比较具体的。

1. **教学计划**　又称为课程计划,是课程的总体规划。高等医学院校的教学计划是培养各类高级卫生专门人才的模式,是组织教学工作的主要依据。教学计划必须体现国家的教育方针、教育制度和国家对各类专门人才培养的合理知识结构以及教学要求。

2. **教学大纲**　又称学科课程标准,是根据不同层次的教学计划,以纲要的形式编写的有关各学科教学内容的指导性文件。教学大纲是对单科课程的总体设计,它从总体上规定某门课程的性质及其在课程体系中的地位。教学大纲需要对各学科或课程的教学目的、任务、内容、教学进度和教学方法等做出具体的规定。

3. **教科书**　是教师进行教学的基本资料,是学生获得知识的主要来源,也是师生双方顺利完成教学任务的基本要素。教科书是教学大纲的具体化,它详细阐述了教学大纲规定的知识体系。

二、护理学课程的类型与结构

课程的类型与结构是课程设置首先需要明确的问题。科学而符合专业指导思想的课程类型与结构是培养优秀专业人才的基础,有利于充分发挥课程的功能,促进护理教育改革和发展,实现专业培养目标,造就符合时代需要的护理人才。

（一）课程的类型

课程的类型是指课程的组织方式或课程设计的不同种类。从不同的视角来看待课程,可以将课程分为不同的类型。

1. 学科课程与活动课程

（1）学科课程:学科课程（subject curriculum）又称分科课程,是以文化知识（科学、道德、艺术）为基础,按照一定的价值标准,从不同的知识领域或学术领域选择一定的内容,根据知识的逻辑体系,将所选出的知识组织为不同的科目。学科课程有着悠久的历史,是学校课程的基本形式,我国古代的"六艺"、古希腊的"七艺"都是较早的学科课程。学科课程是依据知识的门类分科设置的,课程内容按学科知识的逻辑结构来选择和安排,重视学科内容的内在联系,强调教师的系统讲授。

1）学科课程的优点:① 按学科自身逻辑体系组织课程内容,使相同或相近学科领域的基础知识连贯起来,有利于人类文化遗产的系统传承;② 按照各类学校的培养目标、各门学科的现有水平和受教育者接受能力预先编订的;③ 以传授知识为基础,有助于组织教学和课程评价。

2）学科课程的不足:① 分科过细,忽视各学科之间联系,不利于学生掌握整体性知识;② 强调知识体系,忽略学生因素,对学生对课程的心理准备、学生的个性等关注不够,容易造成学习者被动地接受学习;③ 容易导致单调的教学组织和单一的教授式教学方法。

（2）活动课程:活动课程（activity curriculum）又称经验课程（experience curriculum）、生活课程或儿童中心课程,它指围绕学生的需要和兴趣、经验和能力,通过引导学生自己,组织有目的的活动系列而编制的课程。活动课程以开发和培育主体内在的、自发的价值为目标,旨在培养具有丰富个性的主体。活动课程的基本着眼点是学生的兴趣和动机,以动机为课程与教学组织的中心。

1）活动课程的优点:① 强调学生直接经验的价值,并重视学生的需要、动机和兴趣,注意发挥学生的主体作用;② 把科学知识与生活实际紧密关联,以有利于培养动手操作能力,培养实用型人才;③ 学生通过解决所面临的各种问题而重构经验,促进能力和智力培养。

2)活动课程的不足:① 缺乏系统性和连贯性,有很大的偶然性和随机性,不易使学生获得系统的、全面的科学知识和基本技能;② 课程设计的依据仅凭学生的兴趣和需要,容易限制学生的思维能力和其他智力、能力、品质的发展。

2. 综合课程与核心课程

(1)综合课程:综合课程(integrated curriculum)又称广域课程,指把若干相邻学科内容加以筛选、充实后按照新的体系合而为一的课程形态。综合课程打破了传统学科的界限,将几门学科的课程内容以一定方式组织在一门综合学科之中,有意识地运用两种或两种以上学科的知识观和方法论去考察和探究一个中心主题或问题。

1)综合课程的优点:① 克服了学科课程分科过细的缺点;② 教给学生的知识比较完整,避免知识之间的割裂;③ 易于贴近社会现实和生活,把多种学科的相关内容融合在一起,有助于学生运用综合学科的知识和技能来解决复杂的社会问题。

2)综合课程的不足:① 教材编写时,如何将各学科的知识合理地综合在一起是一个需要认真研究解决的问题;② 缺乏能胜任综合课程教学要求的师资,课程实施难度大。

(2)核心课程:核心课程(core curriculum)是在综合课程的基础上,以比较重要的学科或内容为核心,其他学科或内容围绕核心组织起来的主体结构型课程。核心课程不受学科界限的制约,具有明显的跨学科性质。同时,核心型课程又具有自身内在的逻辑性和系统性,有助于促进知识的综合化和教学内容的更新。

1)核心课程的优点:① 不必恪守学科界限,学习中强调理解问题、分析问题和解决问题的技能,有助于培养学生分析问题和解决问题的技能;② 课程内容主要来自周围的社会生活和人类不断出现的问题,学生容易形成强烈的内在学习动机。

2)核心课程的不足:① 课程范围和顺序没有明确规定,学习内容可能是凌乱的或琐碎的;② 知识的逻辑性、系统性、统一性和联系性受到影响。

3. 显性课程与隐性课程

(1)显性课程:显性课程(explicit curriculum)是学校教育中有计划、有组织地实施的课程,也称为官方课程。它是一个教育系统内或教育机构中用正式文件颁布提供给学生的,学生必须学习并通过考核以获取特定教育学历或资格证书的课程。它是在学校情境中以直接的、明显的方式呈现的课程。

(2)隐性课程:隐性课程(hidden curriculum)也称为隐蔽课程、潜在课程等,与显性课程相对应,并共同组成学校课程。隐性课程是学生在学习环境(包括物质环境、社会环境和文化体系)中所学习到的非预期或非计划性的知识、价值观念、规范和态度。隐性课程是一种潜在的教学,不列入课程计划,却可对学生起到潜移默化的作用。这种非学术性的教育往往比学校学术性的教育更有影响力。显性课程与隐性课程的区别见表3-1。

表 3-1   显性课程和隐性课程的区别

区 别 项 目	显 性 课 程	隐 性 课 程
学习计划	有计划、有组织	无计划,无意间接受
学习环境	正式的课堂教学	学校或班级情境
学习结果	学术性知识	非学术性知识
课程作用	主导知识传授	促进身心发展

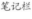
笔记栏

显性课程与隐性课程两者关系密切,互相作用、互相渗透、互动互补、相互转化,学校教育中的显性课程较侧重于知识和技能的层面,而隐性课程则主要是情、意方面的学习,两者构成了学校课程的全貌——实际课程。

（二）课程的结构

1. 护理学课程的分类结构　　按课程的结构分类，可将护理学课程分为公共基础课程、专业基础课程和护理专业课程三类。

（1）公共基础课程：是高等医学院校任何专业都必修的课程，包括政治、数学、化学、计算机、外语、劳动教育和体育训练等课程。

（2）专业基础课程：是护理学专业所必修的医学基础理论及基本技能训练课程，包括人体解剖学、组织胚胎学、生理学、生物化学、病理学、病理生理学、免疫学、微生物学和药理学等。

（3）护理专业课程：是护理学课程的核心部分，多为护理学专业的主干课程，如护理学导论、基础护理学、健康评估、内科护理学、外科护理学、妇产科护理学、儿科护理学、社区护理学和老年病护理学等。

公共基础课程、专业基础课程和护理专业课程在护理学课程结构中均占有一定的比例和地位，对于全面实现培养目标，各自发挥着不可替代的作用。专业基础课程提供必要的知识储备、技能和方法的训练，而护理专业课程则结合专业特点，培养学生学会应用这些基础知识和技能，发展独立解决专业实际问题的能力。因此，正确处理公共基础课程、专业基础课程和护理专业课程的关系，是建立合理课程体系的关键环节。

2. 护理学课程的学科类型结构　　按课程的学科类型结构分类，可将护理学课程分为自然科学基础课程、人文与社会科学课程、专业基础课程和护理专业课程四类。

（1）自然科学基础课程：如生物学、物理学、化学和高等数学等。

（2）人文与社会科学课程：如社会学、行为学、心理学、教育学、伦理学、美学和法学等。

（3）专业基础课程：如人体解剖学、组织胚胎学、生理学、病理学、药理学和病理生理学等。

（4）护理专业课程：如护理学导论、基础护理学、内科护理学、外科护理学、妇产科护理学、儿科护理学、老年护理学和社区护理学等。

3. 护理学课程的形式结构　　按课程的形式结构分类，可将护理学课程分为必修课和选修课。

（1）必修课（compulsory curriculum）：通常包括公共课程、基础课程和基本专业课程。护理院校必须设定一定数量的必修课，以保证培养目标得以达成。

（2）选修课（selective curriculum）：学生在完成必修课程的前提下，可在一定范围内选修若干直接或间接与专业培养目标有关的课程。选修课的作用主要包括以下两个方面：① 让学生及时了解本专业的先进科学理论、新技术、新成就或较高深的理论，使学生掌握学科发展的前沿；② 拓展护理学专业基础知识和科学文化知识，以满足学生的兴趣爱好和就业需要，弥补某些方面的不足或缺陷；③ 提供深层次理论知识，培养学生评判性思维能力及分析问题和解决问题的能力。

选修课又可分为限制性选修课和非限制性选修课两种：① 限制性选修课是指学生必须在指定的几门或一组选修课中选修一门或若干门课程，如指定学生必须选修护理美学、护理社会学、护理康复学等；② 非限制性选修课是指学生根据自己的兴趣、需要，选修若干与本专业无直接关系的课程，如音乐欣赏、美术概论、中西方文化比较等。

必修课和选修课的比例在不同学校、不同专业以及不同学历层次都有较大的差别，正确处理二者之间的关系，保证所培养人才的专业素养和必要的相关知识和技能，是建立合理的护理学课程体系的重要环节。

4. 护理学课程的内容结构　　按课程的内容结构分类，可将护理学课程分为理论课和实践课。在护理教学中，理论与实践教学贯穿于教学的全过程。

（1）理论课：护理教学中的理论课通常是在课堂教学中实施，一般系统性较强。

（2）实践课：实践课包括在护理学技能训练室中完成的基础护理操作（如静脉输液、吸氧、导尿等）、临床专业课的专科技能（如胸腔闭式引流的护理、心电监护仪的使用、孕妇的四步触诊法等）、临床见习和临床实习。除临床实习外，其他实践一般都被分散在各门理论课中间。

笔记栏

护理是实践性较强的专业,在护理专业课程设置中,既要合理设置实践课的比例,又要保证实践课教学的质量。正确处理理论课和实践课的关系,也是建立合理的护理学课程体系的重要环节。

5. 护理学课程的综合类型结构　　按综合课程结构,国内外护理院校均有将临床各科护理学综合为成人护理学、母婴护理学等综合性课程。

三、护理学课程设置

课程设置是整个专业教学计划的核心,科学的、符合专业教学指导思想并富有专业特色的课程设置是培养优秀护理专业人才的基础。护理教育者在设置护理课程时,必须遵循课程设置的基本原则,按照科学的程序进行。

(一)课程设置的概念

课程设置(curriculum development)既有课程开发、规划、设计之意,也有课程实施、评价等含义。因此,可以把课程设置定义为探讨课程内容、编制课程方案的过程。

从广义上讲,课程设置主要包括课程规划、课程组织、课程实施和课程评价四个阶段的制订,课程规划和课程组织主要解决的是"教什么"的问题,具体包括课程设置依据的选择、课程目的和标准、课程内容的选择与组织等;课程实施主要解决的是"怎样教"的问题,这是课程设置的核心内容,具体包括课程实施程序的设计和课程实施方式、方法的选择等;课程评价主要解决的是课程规划及实施方案的善后优化问题,这一程序的实施是在教学过程结束后进行的。

(二)课程设置的基本原则

护理学课程的设置、演变和改革,受专业内外部多种因素的制约和影响。护理学课程设置应遵循以下基本原则:

1. 法规依据原则　　法规依据原则是指课程设置要严格遵守国家的教育法律和法规,符合国家各层次教育管理部门所颁布的课程标准和要求。

2. 社会发展原则　　社会发展原则是指学校所设置的课程必须符合社会发展的要求。学校教育的终极目的是为社会培养有用的人才,因此随着社会经济、政治、文化和科技的发展,课程的编制必须作相应的调整,使个人价值、学校的教育目标与社会发展的要求和谐统一。

3. 连贯性原则　　连贯性原则是指构成课程的要素必须符合学科的逻辑顺序以及学生的认知结构。课程要素在横向结构和纵向结构上要有一定的关联,前期课程必须为后续课程奠定基础。

4. 全面性原则　　全面性原则是指课程的编制要涵盖一切与课程相关的因素。课程计划和课程内容所涉及的广度和深度要符合教育目标的要求,使学生在认知领域、技能领域和情感领域都得到发展。

5. 可行性原则　　可行性原则是指课程能按计划实施并有效,即设置的课程经过师生双方的努力以及学校各方面的积极配合能够达到预期的结果。

小　结

护理教育的目标体系
- 教育目的 { 概念、制定依据、理论 / 我国的教育目的
- 培养目标 { 概念、制定基本原则 / 不同层次护理教育的培养目标
- 课程目标 { 概念 / 制定护理学课程目标的依据
- 教学目标 { 概念、分类理论、功能 / 护理学教学目标的编制

图 3 - 2　护理教育的目标体系

```
                          ┌课程的基本概念┤课程的词源、内涵
                          │              └课程的组成要素
护理教育的课程┤护理学课程的类型与结构┤课程的类型
                          │                      └护理学课程的结构
                          └护理学课程设置┤课程设置的概念
                                          └课程设置的基本原则
```

图 3－3　护理教育的课程

【思考题】

（1）教育目的及其制定依据是什么？

（2）试分析教育目的、培养目标、课程目标、教学目标之间的关系是什么？

（3）请运用布鲁姆教学目标分类理论，编制自己熟悉学科认知、情感、动作技能三个领域的教学目标各 3 条，并注明所属领域的哪个层次。

（4）请列出护理学课程的基本类型及其特点。

（5）试分析显性课程与隐性课程的区别与联系。

（6）分析公共基础课、专业基础课和护理专业课在护理教育中的关系和地位。

（邹会静）

笔记栏

第四章

学校教学

学习要点

- **掌握**：① 课堂教学的基本程序和各个环节的主要工作内容；② 学校教学中基本教学方法及其运用的基本要求；③ 学校教学中现代教学方法及其运用的基本要求；④ 学生学业评价的方法及优缺点。
- **熟悉**：① 学校教学的新型教学组织形式；② 各种类型试题的编制原则及优缺点。
- **了解**：① 学校教学组织形式的分类和优缺点；② 教学媒体的基本类型和功能特点；③ 护理教学评价的概念和分类；④ 课堂授课质量评价的内容和途径。

第一节　学校教学的组织形式

教学组织形式是指为了有效地完成教学任务,教学活动诸多要素的组织方式,包括如何控制教学活动的规模、安排教学活动的时间和利用教学活动的场所等。

一、教学组织形式的分类

不同的学者从不同角度对学校教学的组织形式进行了分类,一般而言,根据组织学生的方式为基点,分为三种基本形式：课堂教学、小组教学和个别教学。

(一) 课堂教学

课堂教学是指将学生按照大致相同的年龄和知识程度编成有固定人数的班级,由教师根据教学计划中统一规定的课程内容和教学时数进行教学的教学组织形式。该教学组织形式的特点是：① 教学集体性强,学生之间互动频繁,充分发挥班级集体的教育作用；② 教学效率高,一对多教学,有利于经济有效、大规模地培养人才；③ 教学的稳定性高,有固定的班级、统一的课程计划、教材和教学内容、严格的学时安排；④ 充分发挥教师的主导作用,可以系统地传授理论知识。但课堂教学同时也存在一定的局限性：① 难以充分发挥学生的主体性,学生以被动接受知识为主,对学生能力的培养有限；② 难以适应学生的个体差异性。

(二) 小组教学

小组教学是将 2 人以上的学生编成一个小组,以各小组为单元进行共同学习的教学组织形式。小组教学的优点是：① 有利于情感领域的教学目标的实现,如形成态度、培养合作精神和良好的人际关系；② 有利于开展探索类的项目活动,使学生认知领域的某些高层次技能得到更好发展；③ 有助于提高语言表达和评判性思维能力；④ 便于教师及时了解学生的情况,给予适当指导,发挥教师的主导作用。但小组教学也存在一定局限性：① 对教师组织安排要求高,教学进度不易控制；② 对

笔记栏

学生的学习基础和综合能力要求也较高,较难保证小组内所有成员均处于积极的活动状态;③ 对教师辅导教学的能力要求高,教师的发言时机和长度控制不当会影响师生之间、学生之间的相互作用。

（三）个别教学

个别教学是教师分别对个别学生传授和指导的教学组织形式,能较好地解决个别差异问题。该教学形式强调教师分析学生的个体情况并制订教学计划,教学过程中进行及时个性化反馈。该教学形式的优点是:① 根据学生的学习能力和条件制定学习目标,选择学习方法、内容,使学生获得最大程度的学习效益;② 执行参与式学习,无论是学习进度还是考核形式的确定均能体现学生的参与性,体现学生在学习中的主体性地位;③ 学习的时间和空间灵活性大,特别适合于成年学生。由于小组教学为一对一教学,需要有充足的师资条件,不够经济,同时学生只能与教师互动,缺乏学生之间的互动及榜样学习。缺乏自觉性的学生采用小组教学的形式效果可能较差。

学校教学的教学组织形式多种多样,教师应根据教学目的、教学内容、学生身心发展的特点及学校的办学条件等多方面情况选择合适的教学组织形式。

二、课堂教学

课堂教学的程序一般包括备课、上课、作业的布置与修改、课外辅导和学业成绩的测定与评定等环节。教师应熟悉各环节的任务,利用相应策略做好每个环节的工作,保证和提高课堂教学的质量。

（一）备课

备课是教师授课前所做的准备工作,是对整个教学环节的设计和安排,是顺利完成教学任务的前提和基础。备课包括对教学内容、结构、目标等的深入理解,结合学生特点、自身教学特点及以往教学经验对教学方法思考、选择,以及设计科学合理的教学程序。

1. 教材分析　　教材是护理学教师进行课程教学的基本依据。教师需认真研读教材,明确授课的重点、难点,在掌握理解各知识点的基础上,能条理清晰、富有情感地讲解教学内容,达到教师的思想情感与教材的思想性、科学性相融合。

2. 学情分析　　教师需全面了解学生,包括学生的基础知识水平、学习态度和方法、理解能力、个性特点、兴趣爱好、思想品德、健康状况等。例如,当今学生喜好使用手机,教师可结合学习内容设计手机学习软件,将教学内容植入手机中便于学生学习;结合学生喜欢玩手机游戏的特点,还可以进一步设计学习游戏软件,将学习与游戏相结合,提高学生学习的兴趣。了解学生的手段包括与学生交谈、课堂观察学生、问卷调查等,概括全班学生的共性并掌握个别情况,使教学内容的难度和进度适中,同时具有一定的拓展性。

3. 明确教学目标　　结合培养方案、教学大纲及教材,制订合理的教学目标是备课中的关键内容。教师必须明确并熟悉教学目标,并制订相应的学习目标。

4. 资源利用　　教师备课不能局限于一本教材,还需要广泛利用各种资源,保证学习内容的先进性。要给学生一杯水,教师自己就要有一桶水。资源的获得包括"网上学""书中学""同伴学","网上学"可以浏览各专业网站、电子图书馆、名师的博客等,同时可以下载教学图片和视频资源;"书中学"要求广泛阅读相关书籍,不局限于本专业书籍,需要注意的是,补充的教学资料不是为了增加教学内容,而是为了更好地帮助理解掌握教学内容,切勿喧宾夺主;"同伴学"即建立学习共同体,包括教师和学生,同行评价可以提供更加专业的意见,主张施行集体备课,集思广益,学生参与备课体现了参与式教学的理念,师生共同制订学习目标、学习进度以及教学策略,将学生放在教育教学活动的主体位置。

5. 设计教学方案　　在以上工作的基础上,教师必须对一堂课的教学过程的各个环节进行认真研究和设计,拟定较为详细的教学实施方案。

教案是以课时或课题为单位,对教学内容、教学步骤、教学方法等进行具体设计和安排的一种实用性教学文书。教案的内容主要包括授课课程、章节、授课对象、课时安排、授课地点、教学目标、

笔记栏

重点难点、教学方法、教学媒体、教学过程、思考讨论题、参考书、教学反思等。教案的详略处理根据教师的情况而异,新教师最好书写讲义式教案,经验丰富的老教师可书写提纲式教案。

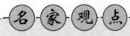

名·家·观·点

"备课是教师在上课前的教学准备,备课是上课的前提。"——《中国大百科全书》

"教什么和怎么教,绝不是凌空可以规定的,他们都包含'人'的问题,人不同,则教的东西、教的方法、教的分量、教的次序都跟着不同了。"——陶行知

(二)上课

上课是课堂教学的中心环节,是教师传递知识、与学生互动的主要环节。上课的基本环节包括导入、主体和结束三个环节,各个环节间需衔接恰当,首尾呼应。

1. 导入　　导入是指在教学活动开始时,教师引导学生进入学习状态互动。课堂教学是一门艺术,是一项复杂的工程。恰当且艺术的导入可以把学生引进良好的学习氛围,达到最佳的学习效果。美国心理学家桑代克在试误学习理论中提出了学习的准备率,即学习开始前学生处于预备定势,此时进行学习活动将会获得满意的效果。导入就是为了让学生进入预备学习状态。苏联著名教育实践家瓦·阿·苏霍姆林斯基说:"如果老师不想办法让学生产生情绪高昂的智力振奋的内心状态,就急于传授知识,那么这种知识只能使人产生冷漠的态度,而给不动感情的脑力劳动带来疲劳。"实践证明,积极的思维活动是课堂教学成功的关键,课堂导入是课堂教学的重要环节之一。

(1)导入的功能

1)集中注意:将学生的注意力集中是导入的首要作用。导入可以通过两条途径来吸引学生的注意力:① 通过无意注意最终导入有意注意;② 直接唤起学生的有意注意。

2)激发兴趣:学习动机可直接推动学生的学习,包括内部和外部动机。导入要有良好的效果,必须充分挖掘学生学习的内部动机和外部动机,将学习内容与动机结合在一起,激发学生的兴趣,提高学生学习的主观能动性。

3)明确目的:以授课的重点、难点或者关键点为切入点设计的导入,可以让学生对授课内容的学习目标一目了然。

4)沟通情感:导入内容简单且丰富多变,不拘泥于教材,有助于教师与学生情感的沟通,使学生产生尊重、信任教师的积极情感,同时可以拉近学生与学习材料之间的距离,降低理解学习材料的难度。

(2)常用的导入策略

1)温故导课:通过复习既往相关知识作为导入,一方面可以联结新旧知识,搭建知识框架;另一方面可以快速了解学生的学习基础,合理安排教学进程。

2)激疑导课:通过创设疑问、矛盾、问题激发学生的求知欲。例如,讲授《生理学》课程中"神经信号传导"的内容时,可这样导入:"人和人之间通过电话传递信息,岸和岸之间通过船运输货物,那么神经之间是如何传递信息的呢?"用电话传递信息类比电传导,用船运输货物类比神经突触之间的化学传导。让学生带着疑问进行探究式学习,同时生动的类比可加深学习内容在学生脑中的痕迹。

3)情境导课:学生情感的触发,往往与一定的情境有关,而富有情感的学习可以增加学生的兴趣并加深思考。教师导入时可以将学生置于特定的情境之中,深入体验教材内涵。情境的设计要巧妙精当,能够触到学生的内心深处。例如,讲授"START 检伤分类程序"的内容时,导入时可以播放地震现场的声音,营造灾难救援的氛围。现场分别有四名伤员:A 伤员心跳呼吸已停止;B 伤员跛者脚走路大喊救命;C 伤员意识不清,右侧大腿大量出血;D 伤员坐在地上大口大口喘气。将学生设计为现场唯一的救护人员,问学生应该先救谁。情境与教学内容密切关联,且需要有较高的真实性和代入感。

4)故事导课:采用寓意深刻又轻松幽默的故事导课,是学生喜闻乐见的导课方式。故事的选取和教师绘声绘色的讲演都很重要。注意故事宜短忌长,同时教师需引导学生分析思考,不能局限于故事本身。

5)案例导课:运用真实案例进行导课,在临床护理学课程中应用较多。真实的案例能增加学生的角色代入感,同时激发学生的思考分析和总结欲望。在人文类课程中,实际案例导课同样适用,如讲授"文献检索的常用策略",导入时提供实际案例"留置针什么时候需要拔除?是否一定需要72小时内更换留置针?"学生将对实际案例的兴趣发散至对授课内容的兴趣,提高学习的内部动机。

导入的策略很多,且各策略间可交叉互通。"好的开始等于成功的一半",教师授课时应集思广益,设计巧妙地导入,提高整个课堂教学的效果。

2. 主体　　要组织和讲授好一节课的主题,一般需要符合以下要求。

(1)目标明确:教师在授课前需结合教材和教学大纲等制订教学目标,撰写教案,授课前还需将明确的学习目标告知学生。

(2)重点突出:实际授课中根据教案进行有重点、有目的的讲解。不着边际、即兴而谈的讲授往往使学生难以把握学习重点,不利于教学目标的实现。

(3)内容正确:教师的讲授内容应以确凿的材料为依据,确保传授给学生的每个概念、原理均正确。

(4)表述清晰:讲授时语言要清晰、准确及精炼,既要有科学性和逻辑性,又要通俗易懂、生动形象。可采用恰当的动作与体态等非语言行为来加强语言表达的感情和态度,加强语言的感染力。

(5)组织得当:科学知识有严密的结构体系,因此授课前需梳理本次课教学内容,以学生的认识活动的规律和教学目标出发,由浅入深、由点到面地组织内容,做到条理清晰、层次分明,同时注意及时复习。

(6)师生互动:可通过提问、角色扮演、情景模拟等手段进行师生互动,一方面提高课堂的活跃度,另一方面能了解学生的接受情况,及时调整讲授的速度和方式。

3. 结束　　完整的课堂授课不能以授课内容的讲解完毕为重点,还需要综述讲课要点,与学习目标首尾呼应,同时进一步拓展主题,引导学生课后进一步思考和提升。

综述讲课要点时可采用口诀帮助学生记忆,如肠梗阻的临床表现总结为"痛吐胀闭",即腹痛、呕吐、腹胀、肛门停止排便排气。综述讲课要点前后还可通过随堂测验检查学生学习的掌握程度,促使学生积极思考。借助目前计算机技术的更新,可采用一些教学管理手机软件或者课堂教学插件,如雨课堂、Kakoot教学平台来增加便利性和趣味性。

拓展主题的方式可以通过布置某个新技术、新进展供学生课后自学,或提供某个有争议的议题供学生课后讨论,注意为保证拓展主题的有效性,教师布置自学的任务后需要组织学生及时反馈。

(三)作业的布置与修改

作业包括课内作业和课外作业,其目的是帮助学生消化、巩固所学知识,熟练技能,培养学生应用知识的能力,同时作为教学效果的反馈,可帮助教师及时调整教学策略和进程,为改进教学提供依据。

护理教学中的作业可以分为口头作业、书面作业和实践作业。教师在布置和批改作业时应注意:① 作业内容以重难点为切入点,以基础知识的掌握和基本技能的培养为目的,符合教学大纲和教材的要求;② 所设计的作业应有启发性、典型性,兼顾理解性、巩固性、应用性的要求;③ 作业的分量适当,难易度适宜;④ 作业的要求必须明确,如作业的格式、字数、评价方法和提交日期,对于作业中难以理解的部分需提前指导;⑤ 作业可设计成单人作业或小组作业,充分发挥个人学习和集体学习的优点;⑥ 作业的批改和反馈及时,便于学生了解学习效果,及时查漏补缺。

(四)课外辅导

课外辅导是课堂教学的延伸和补充,形式包括个人辅导和集体辅导。课外辅导有以下几个方面的工作:① 答疑;② 给成绩优异学生和有兴趣的学生提供课外研究的指导;③ 指导学习方法,纠正不端正的学习态度;④ 开展课外辅助教学,如参观教学影片、录像。

笔记栏

课外辅导是师生相互了解、情感交流的好机会,因此课后辅导的内容不局限于书本、学科领域内,还可广泛涉及兴趣爱好、人生理想等。

（五）学业成绩的测量与评定

有关内容见本章第四节。

三、学校教学的新型教学组织形式

（一）翻转课堂

翻转课堂(flipped classroom)是指重新调整课堂内外的时间,学生在课前完成自主学习,课堂中则进行基于项目的学习,共同解决某项问题,获得更深层次的理解。课前,学生通过阅读书本、观看微课视频及在网络上与老师或同学讨论的方式进行自主学习。课中,教师重点讲解学生课前疑惑的部分,同时组织学生以小组为单位进行讨论式学习。对于掌握较好的学生,教师可以布置更高难度的任务,而对于掌握较差的学生,教师在课堂中可以给予个别指导,保证每个同学均达到最佳学习效果。课后,学生自主规划学习内容、学习节奏、风格和呈现知识的方式进行复习和实践。

翻转课堂模式是大教育运动的一部分,它与混合式学习、探究性学习、其他教学方法和工具在含义上有所重叠,都是为了让学习更加灵活、主动,让学生的参与度更强。互联网时代,学生通过互联网学习丰富的在线课程,不必一定要到学校接受教师讲授。互联网尤其是移动互联网催生"翻转课堂式"教学模式。"翻转课堂式"是对基于印刷术的传统课堂教学结构与教学流程的彻底颠覆,由此将引发教师角色、课程模式、管理模式等一系列变革。

（二）大规模开放的在线课程

大规模开放的在线课程(massive open online course, MOOC),又称慕课,"M"代表大规模(massive),与传统课程只有几十个或几百个学生不同,一门慕课课程动辄上万人,最多达十几万人;"O"代表开放(open),以兴趣为导向,凡是想学习的,都可以进来学,不分国籍,只需一个邮箱,就可注册参与;"O"代表在线(online),学习在网上完成,无需旅行,不受时空限制;"C"代表课程(course)。

慕课以联通主义理论和网络化学习的开放教育为基础,以每周研讨话题的形式呈现,每组会有学习任务和时间表,教师通过微课、研讨问题和阅读建议的方式进行教学和互动。慕课有频繁的小测验,且评分方式并不只是教师评分,还包括同学互评,以解决学生多、教师工作量大的问题。中国较为成熟的慕课网站包括学堂在线、中国大学 MOOC 等。

（三）小规模限制性在线课程

小规模限制性在线课程(small private online course, SPOC),与慕课的教学形式相似,但SPOC 面向的学生规模较小,一般在几十人到几百人,且有限制性准入条件,达到要求的申请者才能被纳入 SPOC 课程,一般在校内推广使用。SPOC 与慕课相比,完美适应了精英大学的排他性和追求高成就的价值观,同时运行成本较低,且能用来创收。SPOC 课程对学生有一定的准入条件,避免了慕课的高辍课率和低完成率。SPOC 与传统课堂相比,丰富的视频学习材料和广泛的参考材料更加吸引学生认真准备,激发起参与度,频繁的测验和反馈也起到了形成性评价的作用。

第二节　学校教学的方法

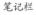

笔记栏

一、学校教学的基本方法

（一）讲授法

讲授法是指教师通过口头语言向学生传授知识,进行教育教学方法,在以语言传递为主的教学方法中应用最广泛,其他教学方法应用中常需与讲授法配合。

1. 讲授法的分类

(1)讲述:一般用于教师叙述事实材料或描述所讲对象,是课堂讲解和讲演的基础,如教师讲述班级授课制是由夸美纽斯提出的这一事实。

(2)讲解:教师需向学生解释、说明和论证事物的原理、概念和公式等。讲解中教师必须将知识理解透彻,并更加有逻辑性地表述,如教师讲解法洛四联症的发病机制。

(3)讲演:讲演要求教师系统全面地描述事实,并且深入分析和论证实施,通过分析、论证来归纳和概括科学结论。课堂讲演以有声语言为主要手段,以体态语言为辅助手段,确保教师的讲授内容最高效地落实到学生的学习。

2. 讲授法的基本要求

(1)语言表达:讲授时语言要清晰、准确及精炼,既要有科学性和逻辑性,又要通俗易懂、生动形象、富有感染力,恰如其分地使用比喻能引起学生积极的学习情绪。

(2)语言节奏:讲授时控制好语音的高低、语气的强弱、语调的抑扬顿挫、语速的缓急,切忌"念经式"讲授。

(3)非语言行为:教师的表情、眼神、动作等非语言行为能支持、修饰教师的语言,更能帮助教师表达难以用语言表达的感情和态度,加强语言的感染力。

(4)理论联系实践:讲授法产生之初是为了向后人传递实践经验,理论与实践相结合是讲授法得以传承的法宝。护理学是一门实践性很强的学科,护理学教师在将理论与实践相结合时,不仅要解释理论产生的实践根据,还要注意说明理论在实践中的具体应用,引导学生应用理论解决实际问题。

(5)调节课堂气氛:包括活跃课堂气氛和保持课堂纪律两个方面。授课过程中当学生精力不集中时,可以通过幽默语言或故设悬念等方法吸引学生注意力,在备课阶段就应该设计好学生的"兴奋点",通过图片、视频、动画等方式来刺激学生的"兴奋点"。当课堂气氛过于散漫时,教师还需要适时地保持课堂纪律,维持课堂的秩序。

(6)教学板书:必要的板书、教具演示可以加强语言的直观性。板书可以是需要强调的内容、补充的知识点或本节课的知识框架,书写板书的过程也可以增加学生的注意力。

(7)讲授要有启迪性:经过学生智力活动加工过的知识才能真正变成学生自己的知识。教师的讲授应避免照本宣科,需积极引导学生主动思考。

(二)讨论法

讨论法是学生在教师指导下,以全班或小组的形式,围绕某个问题发表看法和交换意见,通过学生独立学习和相互交流的方式获取知识的一种教学方法。讨论法适合以解决问题为主要目的的教学内容,也适合于改变学生态度的教学。

1. 讨论法的作用特点　　讨论前,学生必须独立思考,自学教材并阅读参考资料,然后组织语言表达观点和态度,有利于发展学生的思维能力、语言表达能力和问题解决能力。讨论中,小组内同学互相交流思想、集思广益,共同讨论并评价各个观点进行总结,有利于发展学生的人际交往技能和组织管理能力。讨论后,需将讨论所得结果汇总并提交,有利于发展学生的归纳和表达能力。但讨论法也存在耗时较多,组织不当可能偏离教学目标,存在低能力或积极性差的学生易处于被动地位等缺陷。

2. 讨论法应用的基本要求

(1)确定恰当的选题:选择恰当的论题是保证讨论达到预期效果的首要条件。教师的选题应在满足教学目的的同时具有一定的启发性,又要保证选题的难易度符合学生的水平,使学生有兴趣且有能力进行深入讨论。

(2)讨论中组织引导:教师应根据讨论目的、讨论问题的多少、学生的数量及讨论场地空间的大小合理分组,常用的分组方式有随机分组、友谊分组、兴趣分组和成绩分组等。一般每组以 5～6

笔记栏

人为宜,每个小组应选定一名组长和记录者,组长组织讨论并妥善控制时间,记录者负责简明扼要地记录每人的发言内容。讨论中教师可采取蹲点与巡视相结合的方式充分督促、鼓励和指导讨论,不断把讨论引向深入。注意每次讨论需轮换组长和记录者,提高每位学生的组织管理能力。

(3) 综合报告、及时反馈:讨论完毕,每组推选代表汇报讨论结果,然后由其他小组成员提出质疑并由本组成员答复或补充说明。教师最后进行总结评价,阐述正确的概念、观点并评价本次讨论的效果和优缺点,应避免直接对学生的观点做出对或错的判断,而应帮助其运用事实澄清讨论中偏颇的认识,使学生在纠错过程中获得正确的观点和系统的知识。注意综合报告结束后,每组还需形成纸质版讨论报告作为考核的依据。

(三) 实训法

实训法是一种偏重于技能增进的教学方法,旨在对学生进行单项技能和综合技术应用能力的训练,其中包括有效的演示和及时的练习反馈。

1. 实训法的作用特点　　实训的核心是让学生在真实或仿真的环境中进行专业技术或技能的训练,一方面增强技能,另一方面体验职业,形成职业素养。实训法对硬件和软件均有较高的要求,不仅需要有足够的场地、仪器和设备,还要有操作经验丰富的“双师制”指导教师对教学内容、方法、组织安排的精心设计和实践。

目前的实训教学中主要包括模拟教学和虚拟教学。模拟教学是利用模拟技术创设出高仿真模拟病人和模拟临床场景,代替真实病人进行临床教学和实践的教学方法。虚拟教学是利用虚拟现实技术把技能操作的过程做成动画的形式,通过在仿真软件中的操作代替实物演练,如虚拟系统通过语言或动画指导学生注射,并对进针角度、深度正确与否作出判断。虚拟教学使实训教学不再局限在实训室内,实现了随时随地地练习,同时增加了趣味性。

2. 实训教学的基本要求

(1) 明确实训计划:实训计划依据实训目标制订,包括对实践性知识和技能的要求、进程、分组和成绩考评等。每次实训前,教师了解本次教学的目的是单一操作训练还是综合能力培养,明确实训目标,根据不同目标设计实训计划,同时向学生说明实训目标和实训中要注意的关键技术和知识。实训目标还用于结束后进行检查、评价和反馈的依据。

(2) 合理安排技能训练:实训期间,教师要按照实训计划,组织管理好技能的示范、练习和评价。① 教师示教:与讲解、提问密切结合,一边口头解释,一边清楚地演示每一个小步骤,使学生掌握每个动作要领;② 有效练习:练习的方式有分散练习和集中练习,初学者适合分散练习,学习能力较高时适合集中练习;练习时教师需个别指导和巡回检查,有效利用实训设备并恰当组织实训内容;③ 及时反馈:反馈的方式可通过教师总结或学生回示教后学生和教师一起点评,应给予练习后的当场反馈。

(3) 评价实训效果:评价是实训法中的重要环节。评价的内容一般包括完成实训目标的程度、实际技能掌握情况、完成成果的质量情况和实训的态度表现等。评价的形式可以进行技能考核、撰写实训报告,也可以是现场观察、开展学生访谈。

二、学校教学的现代教学方法

(一) 以问题为基础的教学法

以问题为基础的教学法(problem-based learning,PBL)是一种以临床问题激发学生学习动机并引导学生把握学习内容的教学方法。

1. PBL 教学的作用特点　　PBL 把学习设置于复杂的、有意义的问题情景中,以自主学习和小组学习的形式,在教师的引导下,配合核心的学习目标,在探索性解决实际问题的过程中,确保达到预期的学习成效。PBL 教学中学生的自学能力、评判性思维能力、获取信息的能力、搭建知识框架的能力、人际沟通能力以及管理时间的能力均会得到提高。准备阶段的广泛阅读有助于学科相互渗透、发展横向思维。PBL 是以问题为核心,问题的全面性将直接影响到学生查阅资料的广度,学生在这个过程中可能只能掌握所涉及学科的部分知识点,无法掌握全部。同时该教学法对师资的要求高,由于 PBL 仅提供情景,而不限制问题,所以不仅要求老师知识覆盖面广,还要有较强的辅导技巧和应变能力。当然,该教学法对学生的学习背景、性格特点、思维方式均有一定的要求,适用于层次较高的学生。

2. PBL 教学的程序

(1) 教师课前设计辅导材料:选取适合施行 PBL 教学的内容,教师先讲授重点内容、基本概念作为过渡。教授涉及一定难度、能包含学习目标、有实用价值的 PBL 辅导材料。

(2) 组内分析材料、明确问题:学生根据材料中的信息提出一系列问题,制订中心议题后确定关键问题。

(3) 制订学习计划:小组内自由交流、集思广益解决问题的方法和途径,同时分析、归纳出解答这些问题所需要的相关知识,制订学习计划,其中包括每名组员各自的学习目标和任务。

(4) 查阅资料:这一阶段可以独立完成,组员可通过专家访谈、查阅书本或互联网等方法查阅各种理论、案例和信息。学生需将收集到的信息以及学习到的内容做成笔记并进行归纳整理,为下一阶段的小组讨论做好准备。

(5) 小组讨论、解决问题:在组长的领导下,各组员汇报学习调研的结果,通过组内的交谈、倾听、解释和提出问题进行问题的深入探讨,并不断修正学习问题。

(6) 课堂汇报讨论:各小组将讨论结果带到课堂讨论。

(7) 教师点评:教师对学生的回答作出反馈,并归纳总结。

在 PBL 教学中,教师是学生学习的导学者、促进者、鼓励者,而非教学的中心。教师应帮助学生分析案例,找出问题与议题;提供相关知识和经验,激发学生思考,避免教师直接传授知识;提供学习资源;检查学生的自学和讨论情况;进行总结和评价。

(二) 微格教学法

微格教学法(micro-teaching)是指在有限的时间和空间内,利用现代化教学媒体,如录音、录像等设备,帮助受训者训练某一技能的教学方法。多用于护理学基础技能、临床专科护理技能及课堂教学技能的训练。

1. 微格教学法的作用特点　　微格教学法实际上是提供一个微型练习环境,利用先进的媒体信息技术,依据反馈原理和教学评价理论,分阶段培训技能,实现了"训练课题微型化、技能动作规范化、记录过程声像化、观摩评价及时化"。

2. 微格教学法的程序

(1) 学习相关知识:学习护理技能对应的理论知识,同时学习微格教学法的理论。

(2) 确定训练目标。

(3) 观摩示范:对受训者进行技能示范,如播放录像、教师示教,让受训者获得对受训技能的感知、理解和分析。

(4) 微格实践:受训者根据实践方案进行操作并录像。

(5) 观摩评价:教师和学生共同观摩录像,进行评议。

(6) 修改实践方案,重新实践:受训者根据评议结果,修改自己的实践方案,再次实践—录像—评议,如此循环往复,直至掌握技能。

(三) 计算机辅助教学法

计算机辅助教学法(computer assisted instruction, CAI)是以计算机为工具,以学生与计算机的交互式"人机对话"方式进行的教学。教学系统由计算机、教师、学生、多媒体教材等基本要素组成。学生不再仅仅向教师学习,而且还可以通过知识库、专家系统、课件光盘及网络进行学习。

计算机辅助教学的实施形式使教师将授课内容进行组织和设计,通过电脑语言将资料输入计算机,再通过计算机画面呈现给学生。目前 CAI 系统通常采用的教学模式有以下几种,① 练习:教师在计算机上编排题目并设计答案和分数计算公式,学生每完成一道题目就能获得及时反馈;② 个

笔记栏

别指导:计算机可通过学生反馈,评估学生的理解和掌握能力,并根据事先设定好的教学内容,提供个别指导;③ 游戏:创设一个竞争性的学习环境,游戏的内容和过程与教学目标相联系;④ 模拟:用计算机模拟真实现象,并通过计算机加以控制。目前,计算机控制的高仿真模拟教学在护理教育中应用越来越广泛。通过计算机的后台控制,高仿真模拟人(如 Sim-man,Sim-baby 等)可以模拟多种生理功能,表现出各种病患的相应症状和体征,同时能对学生的处理作出相应的反应,便于开展护理综合技能训练。

随着信息技术的不断发展,CAI 技术的发展趋势将会是网络化、虚拟化、合作化的发展,借助网络系统,实现足不出户即可学习、与教师交流、实践等。正因为计算机辅助教学的高效性和便利性,其对于成人教育有着独特的优势,对于扩大教学规模和提高教学质量均有着巨大作用。

三、学校教学方法的选择

教学方法的选择将决定教学内容的呈现方式,影响学生学习的兴趣和效果。护理教师要根据教学需要和条件,综合选择运用有效的教学方法,以达到最佳的教学效果。学校教学方法的选择的主要依据有:

1. 依据教学目标　　教学目标是学生掌握新知识,可采用讲授法,有利于学生在短时间内学习到大量系统性的新知识;教学目标是培养学生的技能,可采用实训法;教学目标是解决有争议的问题或形成态度,可采用讨论法或 PBL 教学法;教学任务是综合性的,可以以一种教学方法为主,配合其他教学方法。

2. 依据教学内容　　教学方法与教学内容密切相关,不同的教学内容适合的呈现方式不同。基础类护理学课程以讲授法、实训法为主;临床类护理课程以 PBL 为主,可辅以讨论法;而人文类的课程应更加注重学生的主体性,探索性地多使用新型教学方法。

3. 依据学生的年龄特征和知识水平　　学生的知识水平、思维能力、心理特点和学习能力将决定教学方法实施的有效性。中专学生年龄小,自学能力差,缺少感性经验,宜采用以教师为主导的教学方法,如讲授法、实训法等;本科及以上层次的学生,自学能力较强,教学中应将学生的自学比例增加,更多地使用以讨论法、PBL 和计算机辅助教学法。

4. 依据教学条件　　为了按期完成教学任务,教师必须考虑教学资源和条件的限制。某些教学方法耗时较多,如讨论法;有些教学方法需要较高的师资水平,如计算机辅助教学法。教师在教学时必须考虑现有教学条件的限制,包括教学的物质设备、伦理道德、卫生保健条件等,选择切实可行的教学方法。

第三节　学校教学的媒体

教学媒体是教学内容的载体,是教学内容的表现形式,是师生之间传递信息的工具,如实物、口头语言、图表、图像以及动画等。

常用的教学媒体可分为两类:一类是传统教学媒体,是指在印刷媒体阶段所使用的教学媒体,包括教科书、教学板、图片材料、模型与标本等;另一类是现代教学媒体,也称为电化教学媒体,是以电子技术为特征的传播媒体,包括光学教学媒体、音响教学媒体、声像教学媒体和电子计算机等。

一、传统教学媒体

(一) 教科书

教科书是学校教学的主要媒体,其优点在于:① 呈现的信息比较稳定,且容易被检验、评定和修改;② 信息保存持久,且学生可控制信息呈现的频率;③ 使用方便,价格低廉。其缺点在于:

① 常简化客观事物的现象和过程,对学生的抽样思维能力、理解力要求较高;② 信息滞后,教科书从编写到出版到使用需要一定的周期,且出版更新频次较低,不能及时反映最新的知识和成果;③ 学生阅读教材时不能随时发文,及时得到反馈。因此,教科书需要与其他教学媒体配合使用,共同发挥作用,达到优化教学效果的目的。

(二)教学板

教学板是教师用来提示教学内容,增强学生对教学内容感知的重要媒体,具有能写、能画、能贴、能擦的功能。通过教学板呈现的内容即为板书,常用的教学板有黑板、多功能白板等。教师在运用教学板时应注意:① 简明扼要、突出重点,板书可以是授课内容的框架,也可以是授课中的重点难点,但无论是什么内容,一定要做到简明扼要,避免过多时间花费在书写板书上;② 布局合理,备课时事先设计好板书内容,避免杂乱无章;③ 字迹清晰,书写工整,内容有条理,字的大小及疏密以后排同学能看清为准。为保证板书内容能被所有同学看清,研究者们还设计了弧形白板和可移动白板。

(三)图片材料

图片材料泛指不需要放映就能供学生观看的视觉材料,包括图画、图表和挂图。图片材料能为人、事、物提供生动形象的表达,增加学生的感性认识,增进学生对抽样知识的理解。教师在制作图片材料时应注意:① 制作要规范,绘制应文字工整、清晰;② 设计要目的明确,重点突出;③ 内容应严谨,具有科学性。

(四)模型与标本

模型是根据教学需要,以实物为原型,经过加工模拟而成的仿制品,具有仿真、立体、可拆卸及反复使用的特点。在护理教学中,模型使用较广泛,如人体复苏训练模型、口腔模型、静脉模型等。标本是经过一定方法处理后的实物原型,学生可通过标本真切地获得对学习对象形态和结构特征的感性认识。除了模型和标本外,护理教育中常直接采用实物进行教学,如各种护理器械、床位等。

二、现代教学媒体

(一)光学教学媒体

光学教学媒体有幻灯机、投影仪等,其作用特点是:① 使用方便,便于携带;② 直观性强,可插入大量的图片和视频,成本比打印纸质版图片小;③ 制作简单,且可以根据教学需要选择按序放映、退回放映或定时放映。

(二)音响教学媒体

音响教学媒体有收音机、扩音机、无线话筒、录音机等,音响教学媒体的作用特点是:① 重现性强,可长期保存并重复播放;② 编辑较为简单,可根据教学需要录制音像。目前,信息沟通技术的发达使音像内容的检索变得更加方便。音像教学媒体在《健康评估》中的应用广泛,可以让学生感知和辨别各种呼吸音和心脏杂音。

(三)声像教学媒体

声像教学媒体有电影放映机、电视剧、录像机等,既能呈现视觉信息,又能呈现听觉信息。电视受众广,且画面逼真、形象、直观;录像可以重复播放,有利于学生复习。电视和录像的缺点是制作较复杂、成本高。但目前手机的广泛使用,使得简易视频的拍摄变得更加便捷。

(四)电子计算机

随着计算机技术的飞速发展,计算机显示出越来越强大的自动化和智能特征。借助电子计算机使用教学媒体包括计算机化教育和多媒体计算机技术。

计算机化教育包括计算机辅助教学和计算机管理教学。前者利用计算机的人机对话进行教学,直接为教学服务;后者可利用计算机系统进行教学管理、档案管理、建立题库、生成试卷,试卷分析等内容。

多媒体计算机技术是利用计算机综合处理文体、图形、图像、动画、音频、视频等多种媒体信息,

笔记栏

并将其建立逻辑链接的技术。目前该技术在学校的护理教学中广泛应用。多媒体课件的制作主要运用 PowerPoint 软件,并可插入图片、音频和视频等,将教学内容进行实时播放。国内护理教育者还将该技术与虚拟现实技术结合,设计出一种能储存、传递和处理教学信息的虚拟技能操作系统。学生通过该系统可以执行交互式模拟训练,如进行心电监护的操作时,系统可通过语言或动画指导正确的流程,并对电极片贴放部位、心电监护仪参数设置正确与否作出判断。

多媒体计算机技术的作用特点:① 可综合调用各种媒体手段,以最优的形式组成呈现给学生,给予学生更多的感官刺激;② 可创造出交互学习环境,形成智能化人机对话,增加学习趣味性;③ 可通过计算机网络,高速度、大容量地向广域传播。多媒体计算机技术的运用给教育带来了深远的影响。

三、教学媒体的选择

(一)树立正确的媒体观

(1)没有一种人人适用、处处适用的"全能媒体",每一种媒体都有其长处和局限性。选择和应用教学媒体时应充分发挥各自的特有功能,扬长避短。

(2)新媒体的出现不会完全取代旧媒体,有的传统媒体在今天的教育中仍发挥着重要作用,如教学板。各种媒体有各自的特点和功能,在教学中它们是相互补充,取长补短的关系,而不是相互取代的关系。

(3)每一种媒体都有其发挥功能的一套固定法则。在教学中,媒体只有被正确应用,才能发挥其应有的作用。例如,电教媒体能否在教学中发挥作用,关键取决于应用的方式是否正确,在教学中使用了电教媒体不代表就一定能提高教学质量。

(二)选择教学媒体的原则

1. 依据教学目标和教学内容　　教学媒体的选择要有利于教学目标的实现和教学内容的传递。同一教学目标、教学内容,媒体选择不同,实现目标的程度也有差异。

2. 根据最大价值律选择教学媒体　　教学媒体的选择取决于该媒体在教学中发挥的功效和所需付出代价的比值。同时还应考虑使用某类媒体的难易程度,教师是否还需经过操作技能的培训,使用的材料是否齐备,安装、储存及维修条件等情况。

3. 根据媒体的功能选择教学媒体　　不同教学媒体的特性各不相同,如录音能够储存、反复播放,其重现力就远远高于电视广播,但电视广播的传送力又高于录音。为充分发挥媒体对教学的促进作用,教师在选择媒体时必须考虑各种媒体的教育功能,作出合理选择。

第四节　学校教学的教学评价

教学评价通过不断为教学活动提供反馈信息而起到促进教学的作用,是护理学校教学过程中的重要组成部分,并贯穿整个教学过程。作为护理教育者,必须了解有关教学评价的概念和类型,并在此基础上掌握护理教育中学生学业评价和教师评价的具体内容和方法,从而有效地发挥教学评价的功能。

一、教学评价的相关概念与类型

(一)相关概念

1. 教育评价　　教育评价(educational evaluation)指在系统地、科学地和全面地收集、整理、处理和分析教育信息的基础上,对教育的价值做出判断的过程。

2. 教育测量　　教育测量(educational measurement)依据一定的法则,用数值来描述教育领域

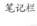

笔记栏

内事物的属性。教育测量是教育评价的一种有效手段,是教育评价的基础。教育测量注重量化,而教育评价既有定量的评价,也有定性的评价。

3. 教学评价　　教学评价(teaching evaluation)是教育评价的重要组成部分,是以教学目标为依据,通过系统地收集有关教学的信息,依据一定的标准对教学活动的过程和结果做出价值判断的过程。教学评价不仅包括对教师、学生的评价,也包括对各种教育活动、教育目标、教育质量及教育结果等的评价,教学评价的结果可以为被评价者的自我完善和有关部门的科学决策提供依据。

(二)类型

1. 按评价的基准分类　　可分为绝对评价、相对评价和个体内差异评价。绝对评价是以事先预定的标准为客观参照点,确定评价对象是否达到客观标准的一种评价方式。例如,学校考试中采用的 60 分及格的制度,就是以 60 分作为标准评价,若学生分数达 60 分即为及格,不管全班有多少学生,学生及格与否不受彼此间的学习程度差异影响。相对评价是确定评价对象在群体中的相对位置的一种评价方式,以区分其学习优劣。该评价方式常被用来评定学生优劣和选拔优秀人才,如高考。个体内差异评价是将群体中的某一评价对象自身的过去和现在相比较,或者将某个体的若干侧面相互比较的一种评价方式。该评价方式可帮助被评价者全面了解学习发展情况,充分体现出尊重个体差异的因材施教原则。

2. 按评价目的、时间和作用分类　　可分为诊断性评价(diagnosis evaluation)、形成性评价(formative evaluation)和总结性评价(summative evaluation)。诊断性评价一般在教学初始阶段实施,目的是为了摸清学生情况,以便因材施教。形成性评价是在教学过程中进行的,目的是获得反馈、修正和改进教学,重点在于评价后的反馈和改进。例如,在教学过程中进行阶段性学生测验,并召开由学生、教师、学生管理人员和教学管理人员参加的教学反馈会。总结性评价是教学过程结束时进行的评价,用以判断学生达到教学目标的程度。

(三)学校教学中护理教学评价的基本范围

1. 静态的教学要素评价

(1)教学目标:主要评价教学目标是否完全正确,是否符合对学生认知、情感和技能等全面发展的要求,是否结合教材和学生的实际,以及是否体现了整个教学活动的中心。

(2)教学内容:主要评价教学内容是否具有科学性、思想性及先进性,分量是否适当,深度是否适宜,各种内容安排是否符合逻辑等。

(3)教学方法:主要评价教学方法是否能顺利完成教学任务,是否具有启发性,是否取得好的教学效果等。

2. 动态的教学环节评价

(1)备课:主要评价教师是否深入钻研教材和大纲,是否了解学生实际,教学设计是否科学、合理等。

(2)上课:详见本节第三部分中"教师课堂授课质量的评价"。

(3)作业批改及课外辅导:主要评价教师布置的作业分量是否适当,难易是否适度,是否符合教学大纲和教材要求,是否有助于学生消化和巩固知识并形成相应的技能技巧,教师批改作业是否认真细致、及时,评语是否恰如其分、有的放矢,是否能够帮助学生纠正错误。

(4)考试讲评:主要评价命题是否科学合理,是否有准确的统一评分标准,是否公平合理地阅卷、评分,评分完毕是否进行认真讲评,并据此发现和纠正教学中存在的问题等。

3. 教师的教学素质和学生的学业评价　　教师的教学素质大致包括:教师的知识水平和能力水平、教师的教学态度和教师的思想政治修养三个方面。学生的学业评价详见本节第二部分。

二、学生学业评价

学业评价是学生评价的重要组成部分,是依据一定的标准,运用恰当、有效的工具和途径,对学生的学习水平进行价值判断的过程。

笔记栏

学业评价的依据包括教学目标和评价目的、内容。护理教学目标一般包括认知、情感态度和动作技能三个领域，是评价学生学业成绩的客观的质量标准。在对学生进行学业成绩的评价时，应避免传统的重知识、轻能力和态度的片面评价，应将三方面兼顾，以保证评价的全面性。在对护理学专业学生认知领域方面评价时，可分为识记、理解、应用三个层次来编制试卷。评价目的和内容影响着评价的组织形式和方法，如评价的目的是了解学生的学习基础，可采用诊断性评价；如对学生情感态度领域进行评价，可运用观察法、问卷法、访谈法等。

（一）学业评价的基本方法

1. **考核法**   考核法是以某种形式提出问题，由考生用文字或语言予以解答，并作出质量判断。又分为考查、考试、答辩三个类型。

（1）考查：属于定性考核方法，适用于难以定量考核或无需定量考核的课程，如选修课、实验课。常见的考查方式有课堂提问、作业、实验报告等；以通过（合格）或不通过（不合格）标示。

（2）考试：考试是护理院校评定学生学业成绩的主要考核形式，属于定量分析。考试的形式主要包括口试、笔试和操作考试。

1）口试：指通过对话的方式对学生进行考核。一般先由主考教师提出问题，再由学生针对问题做出回答，最后由主考教师根据考生提供的答案质量，给予评分。口试具有不容易作弊的特点，能够考核出考生对所学知识掌握的牢固和熟练程度、思维的敏捷性以及口头表达能力，同时考察考生的个人特征，如气质、性格和在外界压力下的应变能力。但口试考核效率低，评分主观性强，每个学生考题不同，评分标准难以一致。

2）笔试：是将事先编制好的试题印制成试卷，考生按照规定的要求在试卷上笔答，主考教师根据评分标准统一判卷评分，有开卷和闭卷两种形式。笔试考核效率高，一次考核试题量大，涉及面广；考生考核时心理压力相对小，较易发挥正常水平；评分标准统一，可比性强。但笔试中考生有可能凭借猜测或作弊得分，且无法考察学生的口头表达能力、动作技能及在压力下的应变能力。由于笔试简便易行，作为测评学生成绩的方法其应用得最为广泛。

3）操作考试：是通过学生实际操作而进行的一种考试方法，适用于实践性较强的课程，如护理学基础的实践性考试。操作考试以技术的熟练化或技术的效果为评价中心，常采用观察法进行考核。考核中可对操作过程各步骤逐一进行评价，也可通过评价整体效果来做出概括性评价。操作考试中需具有客观性，教师应避免考试结果受主观因素的影响。

（3）答辩：答辩一般适用于实践性较强的课程，如护理学基础的实践性考试。作为高等院校毕业考试的形式，答辩要求学生具备一定的学术研究和探讨能力，能阐述自己的学术观点并就教师的提问进行学术论点辩护。

2. **观察法**   通过观察被评价对象在自然状态下的特定行为进行评价。观察法适用于了解被评价对象的行为、动作技能、情感反应、人际关系、态度、兴趣、个性、活动情况等，可采用轶事记录、行为描写、检核表、评定量表等方式记录观察结果。观察是在现场进行的，具有直接感受性、真实性和客观性。观察法的缺点是，依赖观察者的能力和心理状况，会因主观因素的干扰而失真，而且资料的记录和整理较难系统化。

3. **问卷法**   通过精心设计的书面调查项目或问题，向被评价对象收集信息的方法。学校护理教学中，问卷法主要用于评价学生的情感态度、兴趣、动机、职业认同感、人文关怀品质等。根据回答问卷的方式，问卷可分为封闭式（结构式）和开放式（非结构式）两种。封闭式问卷提供备选答案，供调查对象选择或排序；开放式问卷则要求被调查对象写出自己的情况或看法。在实际运用时，常常将这两种方法结合起来，以封闭式问题为主，辅以若干开放式问题，以便收集到更加全面、完整的信息。

（二）试题类型及编制

1. **试题的类型**   护理学的考试试题主要可分为主观题和客观题两类。

（1）主观题：是由学生根据试题要求，自由组织答案，教师主观判定评分，用于测量较高层次的思维过程和能力的试题类型,常见的形式有论述题、论证题、简答题、病例分析题等。虽然这类试题易于编制,但存在评分标准难以客观统一、评分主观性强、题量小、覆盖面窄、测验费时等问题,故其测验效果的可靠性和有效性相对较低。

(2) 客观题:在命题时已给出答案形式,格式固定,适用于评价知识、理解、应用、分析等层次的认知目标,常见的形式有选择题、是非题、匹配题等。此类试题在单位时间内的题量大,覆盖面广、测验效果的可信度高,评分标准统一且易于掌握,甚至可以由非专业人员或机器阅卷。但考核易受考生阅读能力的影响,且考生对试题的随机猜测,尚存在一定的猜对概率,故长期大量使用客观题进行测试,易致学生死记硬背知识。

无论主观题还是客观题,都具有各自的优点和局限性,教师应根据不同的考试要求进行选择或组合。

2.试题的编制步骤　试题的编制在教学过程中有重要地位,考什么和怎么考都对学生起着导向作用,同时影响教学发展方向。为保证考核的质量,护理教师应熟练掌握试题编制的步骤。

(1) 设计双向项目表:双向项目表(表4-1)是以教学目标为横轴,教学内容为纵轴来设计的。编制双向项目表时通常包括4个步骤:① 确定考核的教学目标与教学,教学目标的分类可参考布鲁姆教学目标分类,教学内容可依据教材中内容单元或章节来分;② 选取试题类型,通常分为主观题和客观题;③ 评估教学内容、教学目标、各试题类型的相对重要性,教学内容各章节的不同比重可依据其教学时数或重要性来分配,不同教学目标层次的配分要考虑本次测验着重层次的高低、教师预期的测试难度、学生的认知发展等因素,各试题类型的分数也要综合考虑,若偏重对知识的应用与分析且难度越高、学生认知发展良好,那么论述题的分数就越高;④ 决定各小格的分数和试题量。

表4-1　试题编制的双向项目表

教学内容	学习目标水平层次(知识领域)						合计(%)
	识记	理解	应用	分析	综合	评价	
第一章	4	2	2	1	1	1	11
第二章	4	6	5	3	2	0	20
第三章	7	5	4	2	2	2	22
第四章	7	6	4	1	2	2	22
第五章	6	6	4	4	2	3	25
合计(%)	28	25	19	11	9	8	100

(2) 编制试题:编制试题时,应注意以下7点。① 依据测验双向项目表为指引;② 多编拟一些所需的测验题目,便于核检时选择;③ 题目清晰明确;④ 难度适中;⑤ 每道测验题目要避免为其他测验题目提供作答线索;⑥ 评分标准必须具体明确,且必须经过专家审核;⑦ 题目必须经过再检查、校对的过程。

(3) 审核与修改测验试题:测验试卷复印之前,应仔细审核。检查重点包括:① 试题类型与欲测量的学习结果的适切性;② 每道试题与其对应的双向项目表中小格的契合度;③ 试题文字表述的清晰度;④ 试题内涵的精简度;⑤ 试题答案的准确度;⑥ 试题的规范度。

(4) 编排试卷:编排试卷过程中,常会出现以下3种缺失。① 缺作答方法,每次编制试卷均应详细列举各题型作答方法;② 各类试题缺乏完整的指导语;③ 编排过挤。

3.各类型试题的编写原则

(1) 选择题:选择题在客观测验中应用最多,能测量学生不同层次的认知水平,如记忆、理解、应用和分析,如我国注册护士执业考试均采用选择题。选择题包括题干和选项,选项包括正确答案和干扰答案;题干的编制应简明、尽量少用否定式陈述句。选择题的类型主要包括单项选择题和多项选择题。编写原则:① 选项一般设置4到5个备选答案;② 选项的字数应基本相等;③ 避免"以上都(不)是"的选项;④ 答案的位置应随机安排,不能对正确答案有暗示;⑤ 干扰项的设置要有干扰性,避免相同的错误选项。目前国内护理教学测量中常用的选择题题型包括:最佳选择题(A 型题)、配伍题(B 型题)和复合选择题(X 型题、K 型题)。其中最佳选择题包括单句型最佳选择题(A1)、病例摘要型最佳选择题(A2)、病例组型最佳选择题(A3)。

1) A1 型题由题干和 4～5 个备选答案组成。(以下标有"＊"为该题正确答案)

例:按照马斯洛的人类基本需要层次论,生理的需要满足后应注意满足(　　　)

A. 刺激的需要　　　　　　　　　　＊B. 安全的需要

C. 爱与归属的需要　　　　　　　　D. 尊敬的需要

E. 自我实现的需要

2) A2 型题的题干是以一个小病例出现的。

例:患者,女性,35 岁,胆囊切除、胆总管探查、T 管引流术后黄疸时间较长,黄疸进一步加深,下列护理措施不恰当的是(　　　)

A. 温水擦洗皮肤　　　　　　　　　B. 遵医嘱用药

C. 密切观察血清胆红素浓度　　　　＊D. 可用手抓挠

E. 忌辛辣刺激性食物

3) A3 型题是开始描述一个以病人为中心的临床情境,然后提出多个相关问题,通常一个病例组试题包括的问题不超过三个,每个问题都与题干的情境有关,但测试要点不同。

例:患者,男,吴某,输血过程中出现头胀、四肢麻木、腰背部剧痛、呼吸急促、血压下降、黄疸等症状。

① 该病人可能因输血发生了(　　　)

A. 发热反应　　　　　　　　　　　B. 过敏反应

＊C. 溶血反应　　　　　　　　　　　D. 急性肺水肿

E. 枸橼酸钠中毒反应

② 病人尿液中可含有(　　　)

A. 红细胞　　　　　　　　　　　　B. 淋巴液

C. 大量白细胞　　　　　　　　　　D. 胆红素的

＊E. 血红蛋白

③ 护士可给病人应用热水袋,放置于病人(　　　)

＊A. 腰部　　　　　　　　　　　　　B. 腹部

C. 足部　　　　　　　　　　　　　D. 背部

E. 腋窝处

(2) 是非题:是非题适合于测量学生识记和理解层次的目标,也可检验学生对重要原理或概念的理解。编制原则:① 陈述应该是只有对或错两种形式,应是无条件地对或错;② 避免使用"通常""有时"或其他暗示性的特殊限定词;③ 每个题目只能有一个中心问题或意思;④ 题目的文字避免直接抄录教材内容。

(3) 填空题:填充题适合于测量学生对事实和具体信息的记忆。编制原则:① 预留空白而要求学生填充的部分必须是简明而重要的概念;② 避免从课本上抄录整个的句子;③ 填空部分预留的空白需为一样的长度,避免产生暗示;④ 每一题的空白不宜太多,以保持一个填充为宜,尽量不将空白放在句首;⑤ 每个空缺应当只有一个正确的答案。

(4) 论述题:论述题能测量学生高层次的认知能力,如分析、综合、评价能力等。编制原则:① 所出题目要能测量学生对基本内容进行思考并将其运用于新的情境;② 文字表述清楚正确;③ 试题的难度应保证学生有足够的时间来答题;④ 避免让学生自由选择题目。

(三) 学生学业成绩的评分方法

学生学业成绩评价既可评价学生相对水平,又可评价学生实际水平。评分方法有绝对评分法和相对评分法两种。

笔记栏

1. 绝对评分法　　是一种使用最广泛的评分方法,以学生对考核所要求的全部知识内容掌握的实际情况为依据。此评分法一般采用百分制记分法,即答对全部试题可获满分100分,60分为及格线。绝对评分法简单易行,便于对考核成绩统计分析,根据学生对考试要求达到的程度,可以大致反映出试题的合理性。但绝对评分法也有不足之处,分数一旦离开试卷,难以反映学生的真实水平,因为得分高低与试题难易程度关系很大。

2. 相对评分法　　是将学生考核成绩在全班中所处的位置作为评分依据。此评分法一般按优秀(90分以上)、良好(80～89分)、中等(70～79分)、及格(60～69分)和不及格(59分以下)五个等级记分。相对评分法可以较准确地评定学生在全班水平中处于什么位置,可以激励学生之间的相互竞争,但不利于发挥考核的反馈作用。

(四) 考核结果分析与评价

对考核结果进行科学的分析是不断提高考核质量的重要手段。对考核结果的分析包括对考试质量的分析和试卷质量的分析。

1. 考试质量分析　　对试卷进行卷面分析是每次考试后必须要做的工作,目的在于了解本次教学的总体质量、学生对护理教学目标掌握的程度、教学中存在的问题以及试卷编制的一些问题等。

通过计算本次考核的平均成绩和标准差,绘制成绩分布表和考分频数直方图,绘制考分分布曲线。若考试设计合理,则直方图及考分分布曲线应呈正态分布。若考分分布曲线中高峰偏左,表明考题偏难或学生基础差(图4-1),高峰偏右,说明考题偏易或学生基础好(图4-2)。若曲线呈驼峰型,即考试成绩分别集中于高分和低分两端,中间的考生较少,说明考题难度集中于过大和过小两端,或学生基础悬殊较大(图4-3)。若曲线呈陡峭型,说明考题中等难度偏多或学生基础较为整齐(图4-4)。

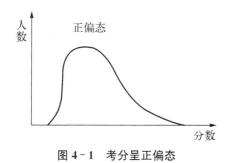

图4-1　考分呈正偏态

图4-2　考分呈负偏态

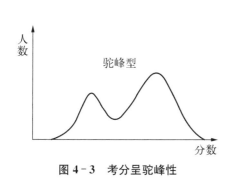

图4-3　考分呈驼峰性

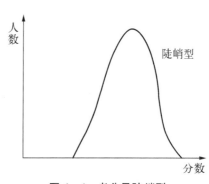

图4-4　考分呈陡峭型

2. 试卷质量分析　　试卷质量分析的主要指标是信度、效度、难度与区分度。

(1) 信度(reliability)即可靠性,是指测量结果的稳定程度。考试的可靠性是指考试在考核中得分的一致程度。检验信度通常用两次考核结果的相关性来表示,其相关系数称为可靠性系数或信度系数。信度主要有以下几种类型:

笔记栏

1) 折半信度(split-half reliability)是将全部试题区分为相等的两半,如奇数题和偶数题,并分别计算每个考生两半试题的得分,再求两个得分的相关系数。由于折半法只代表半数题的信度,故上述求得的相关系数必须用斯皮尔曼—布朗(Spearman-Brown,简写为 S-B)公式进行校正。S-B 公式如下(公式 4-1):

$$rtt=\frac{2rhh}{1+rhh}$$ (公式 4-1)

rtt:全考核的信度系数
rhh:两半试题得分的相关系数

例如,某考核两半试题得分的相关系数为 0.76,全考核的信度系数:

$$rtt=\frac{2rhh}{1+rhh}=\frac{2\times0.76}{1+0.76}=0.86$$

由于 S-B 公式是建立在两半试题得分的方差相等的假定上的,而在实践中不一定能满足这一条件,所以可采用卢农(Rulon)公式。该公式既不要求方差相等,也不必用 S-B 公式校正。Rulon 公式如下(公式 4-2):

$$rtt=1-\frac{Sd^{2}}{St^{2}}$$ (公式 4-2)

2) 重测信度(test-retest reliability)必须是同一考核在不同时间内对同一群体先后实施两次,这两次考核分数的相关系数即重测信度系数。

3) 复本信度(equivalent forms reliability)是用两份题数、题型、内容、难度及区别度均一致,但题目不同的试卷来考核同一群体考生,然后求出两次得分的相关系数,即复本信度系数。

应用考核来测量评定学生成绩,一般要求信度系数在 0.90 甚至 0.95 以上。但有时考核的信度系数并不高,这是由于影响信度系数的因素很多,除随机误差外,还与试题的数量、质量、分数的分布以及评分者的评定有关。

(2) 效度(validity)又称有效性,是指一次考核能测量到的知识和能力的程度。常用内容效度和效标相关效度来表示。

1) 内容效度(content validity)是指一次考核是否测量到了具有代表性的教学内容。因此试题的取样是否代表了课程目标的要求,是决定内容效度高低的关键。内容效度不能用数量化的指标来反映考核内容的有效程度,而只能对考核内容进行逻辑分析和比较,故内容效度也可称为逻辑效度。

2) 效标相关效度(criterion related validity)是以某一考核分数与其效标分数之间的相关来表示的效度,其相关系数就是效标相关效度系数。由于可以用数量化的指标来反映考核内容的有效程度,故也可称统计效度。效标是检验考核效度的一个参照标准,必须具有一定的信度。一次考核分数与其效标分数之间的相关系数的正值越大,其效度就越高;相关系数的正值越小,效度就越低。

效度和信度是密切相关的,效度受到信度的制约,而信度是保证效度的必要条件而非充分条件,信度高不一定保证效度高。当考核成绩的信度和效度不能同时兼顾时,首先应保证评价的效度,在此基础上再努力提高评价的信度。

(3) 难度(difficulty)即试题的难易程度。试题的难度指数用 P 表示。难度指数越大,试题的难度越小。难度指数的计算方法有两种。

1) 0,1 记分试题难度指数计算:0,1 记分试题即认为试题答案只有"对"或"错"二种。如果不考虑考生作答时猜测成功的机遇,计算公式如下(公式 4-3):

$$P=\frac{R}{n}$$ (公式 4-3)

R：该题答对的人数

n：考生总人数

2) 非 0、1 记分试题难度指数的计算：非 0、1 记分试题是指得分可从 0 分至满分的试题。计算公式如下(公式 4 - 4)：

$$P = \frac{\bar{X}}{W}$$
（公式 4 - 4）

$\bar{X}$：全体考生该题得分的平均分

W：该题的满分值

试题的难度是评价试题拟定得好坏的指标之一，也是筛选试题的依据之一。试题的难度 P 值在 0.3~0.7 之间较为适宜，一份试卷所有试题难度指数的平均数最好在 0.5 左右，这样既可反映考生得分的最大个体差异，又不至于使试题偏易或偏难。

(4) 区别度(discrimination)指试题对学生学业成绩的鉴别程度。例如，某试题的区别度高就意味着该题对于学业成绩好、差的考生有较好的区别和鉴别能力。

1) 0、1 记分试题区别指数的计算：采用"两端法"计算。公式如下(公式 4 - 5)：

$$D = P_H - P_L$$
（公式 4 - 5）

D：试题的区别度

P_H：高分组该题答对的人数比率

P_L：低分组该题答对的人数比率

将每个考生的总分由高至低排列，排名前 27％为高分组，排名末 27％为低分组。

2) 非 0、1 记分试题区别指数的计算：对于非 0、1 记分试题来说，由于试题分数和考试总分均为正态连续变量，因此可以用考生在某题上的得分与其考试总分之间的积差相关来表示该题区别指数，此计算通常用电子计算机或计算器来进行。

区别指数的数值范围在 −1~1 之间。如果某题区别指数为正值，其数值越大，则该试题的区别度越好。也就是说，高分组考生答对该题的人数多于低分组的人数，能将考生掌握该题考核内容的优劣程度区别开来。相反，如果某题的区别指数值很小甚至为负值，则说明高分组答对该题的人数相近于或者是少于低分组的人数，也就是说，该试题的区别度很差或者该试题有问题。此时应对该题进行分析，寻找原因，给予必要的修改或删除。一般认为区别指数在 0.15~0.30 之间为良好的试题，大于 0.30 则为优秀的试题，小于 0.15 则不宜采用。

判断试题的质量应把难度与区别度结合起来进行分析，单纯以难度和区别度来分析试题都是片面的。因为理想的难度不一定会有理想的区别度，而难度相近的试题，其区别度也会有很大的差异。

三、教师课堂授课质量评价

开展制度化、常规化的教学评价活动，一方面可促进教师不断提升教学质量，一方面可促进其不断进行教学改革实践。现阶段，课堂教学是学校护理教学的基本组织形式，教师的课堂授课质量影响着学生的学习质量，因此课堂授课质量的评价是教师评价中一个重要的组成部分。

(一) 课堂授课评价的指导思想

目前，素质教育、创新教育的理念已逐渐深入人心，因此，在护理教学实践中，若要全面科学地评价护理学专业教师的授课质量，教育价值观就要从单纯专业素质教育向综合性素质教育转变，并以此作为教师授课质量评价的指导思想。课堂授课质量评价时注意：① 课堂教学目标为提高学生素质；② 以学生发展为本；③ 既重视学习过程又重视学习结果；④ 注重课堂的信息多向交流；⑤ 既重视陈述性知识也重视程序性知识。

(二) 课堂授课评价的内容

1. **教学态度**　　考查教师是否热爱教育事业，以饱满的热情投入教学工作；是否治学严谨、备

笔记栏

课充分、讲授认真;是否关心课堂教学效果,根据教学目标要求不断改进教学方法;是否关心学生情况,因材施教,教书育人,关注学生的全面成长。

2. 教学目标   评价教学目标是否符合大纲要求、是否切合学生的实际,使学生的智力、能力均获得发展;教学目标是否明确、具体、可行,学生在每次教学中是否明确教学目标并达到了目标等。

3. 教学内容   课程内容是否覆盖课程标准规定的基本理论、基本知识、基本技能;能否合理地选择教学内容,突出重点;各知识点的概括是否准确,内容是否正确;能否理论联系实际,反映学科发展的动态,有一定前瞻性等。

4. 教学方法   考查教师是否能调动学生主动学习的积极性,启发其认真学习;是否有引导学生积极思考,发现、分析和解决问题,注重能力培养;是否能做到因材施教,既照顾多数,又注意个别指导;是否合理使用教具,运用现代化教学手段;优化组合各种教学方法。

5. 教学效果   考查教师的授课是否达到预定的目标及达到的程度;绝大多数学生是否能理解和掌握大纲规定的教学内容;课堂授课是否有利于培养学生的智能等。

课堂授课的评价一般通过量表进行评定,其中包括若干指标,评级等级为优、良、一般、差四个等级,由评定者对量表中的各指标按一定程序赋以权重。需要指出的是,对不同年资的教师进行评价时应采用不同的量表以显示对不同年资护理教师授课的不同要求。对初上岗位的教师应侧重考核其基本功,对有一定经验的教师,则应侧重其驾驭课堂教学的能力和学术水平,强调师生互动、创新能力的培养等。各护理院校的课堂授课质量评定量表并不统一,应根据国家和本专业的基本要求以及本校的实际情况,制订出一套自己的、切实可行的指标体系,以客观、真实地评价教师的授课质量。

(三) 课堂授课评价的途径

1. 专家组或领导评价   是指专家组或领导对被评教师所作的评价,有一定的权威性。主要由专家组或校、部、院领导组成考评小组通过听课、检查教师教案、召开师生座谈会等形式了解教师的教学质量,做出评价。正式评价前考评小组要对评价量表中指标进行学习讨论,统一评价标准,一般听取被评教师1～2学时课,评价小组各成员应独立填写量表。

2. 同行评价   由同教研室或同学院其他教师对该教师进行评价。由于同一教研室教师相互之间比较了解,对本学科的课程标准、学术动态、内容方法,以及对师生的背景情况较为熟悉,因此容易组织和做出恰如其分的判断。也有利于教师之间的相互学习、交流,提高护理师资队伍的整体水平。

3. 学生评价   教学的对象是学生,教师教学质量好与坏,学生最具有发言权。学生评价可以反映出教师在学生中的威信和受欢迎的程度、师生之间的人际关系,并可反映出教师的教学方法、教学艺术是否符合学生的要求。但由于学生主要是从个人的学习角度评价教学,他们缺乏对教学目标、教学内容及方法上的总体了解,学生的学习方法和学习成绩,甚至师生关系都可能使他们在评价中产生一定的误差。因此学生评价应与其他评价相对照,参考使用。参评学生人数不应过少。在评价前,主持评价工作的领导和部门应在评价前向学生说明评价量表的含义,并要求学生正确对待。被评教师在授课结束时,有充分的时间(一般10～15分钟)让学生当堂填写量表,亦可在课程结束后针对该课程的全部任课教师进行评价。

4. 自我评价   指护理教师根据评价指标、内容和要求对自己工作进行自我认识、自我促进、自我估量和自我完善。一般采用的形式为教师授课结束后根据评价标准写出教学质量书面总结报告。自我评价将教师从被评地位转变为积极主动的参与地位,有利于达到改进教学的目的。

5. 学生成绩评价   学生成绩反映了学生知识和能力是否达到教学目标的标准,同时也侧面反映了教师的授课能力和质量。如果一个教师所交学生成绩经常高于或低于同年级同类学生平均成绩,则可据此作出其某些方面教学能力的评价。

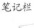

笔记栏

课堂授课评价主要采用主观评价的方式,因此为了保证评价结果的客观性、科学性和可靠性,一般采用2～3种途径同时进行,互为参照和补充。
（四）课堂授课评价的方法
目前国内几乎所有的院校教师授课质量评价都采用评定等级量表的方法来进行。由考评人员（至少3人）听课,根据教师的授课情况在评定量表相应的指标上打分,然后将考评表汇总、统计,分析后得出评价结论。

小　结

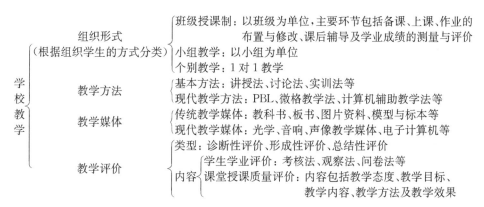

图4－5　学校教学的组织形式、方法、媒体与评价

【思考题】
（1）教学组织形式的主要类型有哪些? 选择的依据是什么?

（2）课堂授课的主要环节有哪些? 讨论如何进行一次高质量的课堂授课活动?

（3）试述讲授法和实训法在护理教育学中的运用。

（4）分析如何恰当选择教学方法和教学媒体,参考依据有哪些?

（5）诊断性评价、形成性评价及总结性评价的区别和联系?

（6）根据本章所学知识,编制不同类型的试题各2道。

（7）根据本章知识,设计一份评价课堂教学质量的问卷并进行评价实践。

笔记栏

第五章

临床护理教学

学习要点

- **掌握**：① 临床教学的特点；② 临床护理教学环境的构成要素及特征；③ 临床护理教学的组织形式；④ 临床护理教学的方法。
- **熟悉**：① 临床教学、临床实习、临床见习的概念；② 临床教学目标的内涵；③ 临床指导教师应具备的能力；④ 教师态度和行为对学生的影响；⑤ 临床实习和临床见习在护理教学中的作用及实施环节；⑥ 临床护理能力评价范围及内容。
- **了解**：① 临床教学基地的选择标准；② 临床教学评价的意义与模式。

第一节　临床护理教学的目标与环境

一、临床教学的概念

临床教学是护理教育的重要组织形式，是培养学生分析、解决问题能力和锻炼操作技能的最佳途径。美国护理学者Meleca将临床教学定义为"帮助学生将既往学到的基础知识与有关诊断、治疗及护理病人的操作技能相结合，并获得进入健康保健系统和继续教育所必需的专业及个人技能、态度和行为"。临床教学重点强调理论与实践的结合，临床护理教学主要包括临床见习和临床实习两种形式，在实际教学过程中，其教学环节也各异。临床护理教学质量直接影响护理教育的整体质量和护理人才培养质量。因此，护理教育工作者必须明确临床护理教学的概念、目标、基本形式、临床护理学习环境和教学方法等，以便科学、有效地进行临床教学，帮助学生应用理论，帮助他们在临床实践中进一步检验和发展护理理论，真正发挥临床教学在培养护理人才中的重要作用。

临床教学的特点：教学环境的复杂性、教学组织的灵活性、教学方法的多样性、教学形式的直观性、师生关系的密切性、教学评价的综合性。

(一) 教学环境的复杂性

临床教学是在一个异常复杂的环境中进行的。一方面是物理环境，如医院的结构、设施、学生学习的场所等；另一方面是社会环境，社会环境是由多方面人员组成的，如临床教师、护理人员、医生、辅助人员、病人、学生等。学生实习时要轮转不同的科室，不断接触新的环境，因此，临床教师必须考虑到临床教学环境中各种因素对学生学习的影响，并采取有效的措施减少或消除不良教学环境对学生学习所产生的障碍。

(二) 教学组织的灵活性

护理服务对象是临床教学重要的资源之一。由于护理服务对象进入教学环境是随机的且其病

笔记栏

情变化快,治疗护理的方法也不断变化,使教学组织准备起来相对困难,因此,在教学中,教师要根据临床的实际特点做好"四备",即备内容、备方法、备对象和备教具。根据服务对象情况多变的特点,灵活组织并安排教学活动。

（三）教学方法的多样性

临床教学中,除了可以采用课堂教学的一些方法(如讨论法、演示法、讲授法等)外还有其他丰富多样的教学方法。例如,经验教学法、带教制、护理查房、护理讨论会、专题报告和研讨会等。在临床教学中,应根据教学目标的要求,综合采用多种教学方法以提高临床教学的有效性。

（四）教学形式的直观性

临床教学是在一种特殊的学习环境和气氛中进行的,使教学形式具有直观性、生动性等特点。通过临床教学,学生可以获得广泛的临床及社会实践经验,充分提高他们的学习兴趣和积极性,有利于启发学生的创造力和科研能力。因此,教师在教学过程中,要注意结合临床的具体特点,采取丰富多样的直观教学方式和手段,让学生获得真实的临床体验。

（五）师生关系的密切性

临床教学中,师生接触时间长。在相互交往的过程中,师生加深了对彼此的了解,容易建立起较为密切的、良好的师生关系。在此基础上,教师可以根据学生的实际情况及需要进行针对性指导,学生也能根据教师的要求及临床实际情况调整自己的学习状态。当然,教师要重视与学生建立良好关系。如果师生关系处于紧张、甚至恶化的状态,将会极大地影响教与学的质量。

（六）教学评价的综合性

由于临床教学目标具有多重性的特点,因而教师要采用多种教学评价方法从不同的角度来对学生进行综合评价。评价方法既包括对学生临床学习的总结性评价,也包括在平时对学生临床能力的过程性评价。既要评价学生的各种技能,也要评价学生的认知水平,还要评价学生的情感或态度。就评价者而言,既可以是教师、学生和服务对象,也可以是学生本人。通过综合性的评价,可以为教学提供反馈,促进对护理人才的培养。

二、临床护理教学的目标

临床护理教学的目标包括三个领域,即使学生能在知识、技能、情感方面得到发展,并最终成为合格的护理工作者。在临床教学中,这三个领域的目标有着不同的内涵。

（一）知识领域的目标

在临床教学中,知识领域的目标包括两个方面:一是关于基本理论知识的目标,二是关于如何将理论运用于实践的知识目标。后者包括问题解决、评判性思维和临床决策等高层次认知技能。

1. **基本理论知识**　　临床护理教学的目标通过临床护理教学,使学生将理论知识应用于临床实际。锻炼学生的专业实践能力,可为今后的工作岗位打下坚实的基础。学生已经学习过的理论知识是临床实践的理论基础,在实习过程中,学生将这些知识运用于实践,并在实践中验证和巩固这些知识。同时,在临床学习中学生还接触到大量的书本上未涉及的知识,如各专科治疗和护理的新理论、新概念、新方法及新技能等。通过临床实习,学生可以充实和更新自己的知识体系。

认知领域目标陈述举例:学生能将奥瑞姆(Orem)的自护学说用于对服务对象自护能力的评估之中。

2. **高层次认知技能**

（1）解决问题:临床学习活动给学生提供了大量有待解决的真实案例和需要解决的问题,获得解决这些临床问题的能力是临床教学的一个重要目标。但刚接触临床时,学生还缺乏有效解决这些问题的能力。为了达到这一教学目标,临床教学活动应将学生置于真实问题的情境中,并采用相应的教学方法,引导学生将理论知识与临床实践相结合、从而提高学生解决临床问题的能力。

问题解决目标陈述举例:学生能提出减轻特定病人疼痛的多种护理措施。

（2）评判性思维:评判性思维是护理人员做出正确临床决策的重要能力。评判性思维是态度、

笔记栏

知识和技能结合的产物,它包含了个体以开放的心态、自信、成熟和探究的态度对真理的寻求和系统的分析。有效的临床教学活动为学生提供了在不断增加的复杂性和不确定性的健康保健环境中观察、参与和评价护理活动效果的机会,从而发展了学生在护理学专业领域的评判性思维能力。

评判性思维教学目标举例:学生能判断减轻特定病人疼痛的护理措施的可能效果。

(3)临床决策:护理学专业实践需要护士做出有关病人、护理人员以及临床环境等的决策。临床决策制订过程包括收集、分析、权衡及判断资料的价值,以便在若干可行的方案中选出最佳的一种,这种选择是一个理性的决定。决策的制订最好由护理人员和服务对象双方共同参与,因为这样做出的决策容易被人接受。临床教学应促使学生参与到真实决策制订的过程中来,以促使该教学目标的顺利实现。

决策制订目标陈述举例:学生能选择一种减轻特定病人疼痛的最佳方法,并描述其理由。

(二)技能领域的目标

技能是临床教学另一个重要的目标。为了在复杂的医疗卫生环境中有效地开展护理工作,提供优质的护理服务,护士除了应具备丰富、扎实的护理学专业理论知识,还要具备熟练的操作技能、沟通能力和组织管理能力。

1. 操作技能　　操作技能指在不同的条件下,以恰当的速度熟练、平稳、持续进行某种技能的能力,包括基础护理操作技能和专科护理操作技能,人们有时也将其称为“动手能力”。操作技能的学习需要不断的练习和反馈,以便使操作更准确、更娴熟,直至达到预期的目标。因此,临床教学应为学生提供大量的实践机会并给予及时反馈。对于那些对服务对象有侵害性的操作,如静脉注射,学生必须在技能训练室经过反复训练,达到熟练的标准之后方可用于服务对象。

操作技能目标陈述举例:学生能按操作规程成功实施静脉注射。

2. 沟通能力　　学生在临床实习期间,需要与很多人发生联系,如服务对象、护理人员、带教教师、医生、技师及药师等,其中最主要的是护患关系。因此,护理实践的整个过程都需要学生具备良好的人际沟通能力。人际沟通能力涉及行为科学与社会学方面的知识,包括言语行为(如说、写)和非言语行为(如面部表情、身体姿势、触摸等)。为了发展学生的沟通能力,临床护理教师除了言传身教外,还应提供机会让学生与病人建立起良好的护患关系,与其他专业人员建立起相互协作的关系。

沟通能力目标举例:学生在与服务对象沟通过程中能恰当运用沟通技巧。

3. 组织管理能力　　在临床实践中,护士每天要面对大量的护理工作任务并要在一定的时间内完成。要将这些任务排列好顺序并井井有条地完成,护士需要具备一定的组织管理能力。因此,在临床护理教学中,必须注重学生组织管理能力的培养,有助于他们在未来复杂的环境中完成护理工作。

组织管理能力目标陈述举例:学生能在带教教师的指导下承担糖尿病病人个案管理者的职责。

(三)情感领域的目标

情感领域的目标包含形成专业信念、价值观、人道主义和伦理道德,并体现在专业行为中。学生在校学习的过程中,已初步形成了关于护理学专业、护士角色等的理解和价值取向。进入临床实习阶段,学生有机会进行检验、修正和巩固,能够发展更明确、更坚定的信念和积极的专业价值观。临床教学应为学生多提供专业的角色榜样,以促使学生形成正确的态度和价值观。

情感领域学习目标陈述举例:学生能意识到自我继续学习的需要。

三、临床护理教学环境

(一)临床护理教学环境的概念

护理学专业是一门实践性极强的学科,临床学习是护理教育必不可少的重要内容和关键环节。随着护理实践范围的扩大,临床教学的场所已不仅仅局限于医院,也包括社区、家庭、学校、幼儿园及各类医疗卫生保健预防康复机构。临床教学环境直接影响学生专业思想形成、身心发展和护理教育质量。

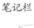
笔记栏

临床教学环境(nursing clinical teaching environment)是指组成临床教学的场所、人员及其社会关系,影响教与学的各种因素的总和,包括医务人员、患者及家属、学生、教学机会、教学资源等。根据临床护理教学场所不同,可以将临床教学环境分医院临床护理教学环境和社区临床护理教学环境。

(二)医院临床教学环境

与学校的学习环境不同,临床护理教学环境涉及临床中学生、医务人员、服务对象、服务模式等众多方面。医院的临床教学环境主要由以下几方面组成。

1.临床护理人员 临床护理人员,特别是病房护士长是影响临床学习环境的主要因素。她们不仅控制和管理这一实践场所,而且是护理实践的角色榜样。病房护士长的工作能力、领导方式、性格特征及职业态度都将直接影响临床学习环境的有效性。作为合格的临床教学人员,应遵循的行为原则是:

(1)以人道主义态度对待学生:护士长和其他临床护理人员要确保能够以热情、友好、宽容、和善的态度对待学生,并对他们表示关心,使学生感到易于接近可以获得支持和帮助。护士长及临床护理人员必须认识到护理学生是学习者而不是多余的人员或廉价的劳动力,应该耐心、细致地指导学生,促进学生自尊、自信的发展。

(2)具有团队协作精神和利于教学管理方式:临床护理人员是一个工作小组,他们之间相互团结、相互支持及相互合作,可以建立起一个良好的气氛。这种团结向上的气氛有利于培养学生的集体主义精神,并能够促进学习。临床护理人员应把学生看作是临床工作小组的一部分,使学生感到自己是集体的一员而不是被排斥在小组之外。同时,临床护理人员互相学习,积极钻研业务知识,努力提高专业技术水平,有助于建立良好的学习气氛。这种良好的学习环境可以促进学生积极主动地学习,也有利于培养团结协作的精神。为了提供高质量的护理,管理方式应该是高效灵活型的,医院和护理部领导应为学生学习提供充分有利的条件和机会。在整个组织结构中,教学应该占有一定的位置,要对学生委以责任并鼓励他们进行创造。临床教学所进行的护理实践应该尽量与学生在护理学校所受的教育保持一致。

(3)合格的护理实践:由于临床护理人员对学生起着角色榜样的作用,因而他们自身在各自专业上的实践能力、工作质量及态度、行为、作风等都将直接影响到学生的学习。临床护理人员高质量的护理实践是有效的临床学习环境所必不可少的条件。

(4)积极的教学意识:临床护理人员作为学习环境中的一个重要方面,应具有对教学的敏感性和自觉性,能敏锐察觉学生的学习需求,主动愿意用各种方法进行教学,并尽可能为学生提供各种学习机会和好的学习条件,如为他们提供必要的参考书,鼓励他们提问,参加医疗查房、护理查房,查阅病历记录,执行各项护理操作,以及学习新的技术操作过程等。

2.临床指导教师 一个好的临床指导教师对于临床学习环境起着举足轻重的作用,是临床学习环境中最主要的因素。其能力是一个非常重要的问题,他们应该依据层次的学生不同、社会对护理工作的要求和学校的教育哲理而具备不同的能力:

(1)讲授能力:包括备课认真,准备各种教学用具,授课语速精练,口齿清楚,条理性强,有逻辑性。能运用各种声调,语言幽默,态度和蔼,注重形体语言的运用,并及时对学生的反馈做出反应等。

(2)提问能力:包括提出的问题表述得清楚明白,所问问题涉及的范围广,并且包括不同水平的问题。例如,不仅局限于提出一些记忆性、理解性等低层次的问题,而且还要问一些应用性、分析性、综合性以及评价性等高层次的问题,还包括鼓励学生发现自己的学习需要,勇于提出问题并准确地评价自己的表现。

(3)解决问题能力:包括描述问题,分析影响因素,收集资料,分析资料,寻求解决方法以及应用这种方法解决问题并予以评价。

(4)组织讨论能力:包括明确讨论目标并制定机会,指导讨论以及总结讨论结果。

笔记栏

(5) 评价能力：包括根据实习的具体目标，按照一定的客观标准评价学生的学习效果。

3. 其他专业人员   作为临床工作人员的一部分，如医生、麻醉师、理疗师、营养师、检验师等其他专业人员也都是临床学习环境的重要组成部分。他们对待学生的态度、自身的实践能力以及教学意识等同样影响护理学生的学习。因此他们也应了解临床护理教学的意义，病房护士长应该向新来的非护理工作者解释临床教学的意义，使他们认识到自己是学生学习的资源，从而尽可能为学生提供各种学习机会，例如，让学生参加医疗查房及各种专业讲座，观看新技术、新操作等。同时，其他专业学生的态度和评价也是影响护理学生学习的一个不可忽视的因素。

4. 辅助人员   在临床，护理学生会遇到各种辅助人员，如护工、清洁卫生人员等，他们中有一些是在临床长期工作的，有些只是临时的，但他们都会对整个临床学习环境产生影响。病区清洁卫生人员不是由护士长领导，就可能会产生一些问题，当进行外科换药时，清洁员同时也在清扫房间，这就会与护理工作要求产生冲突，学生可能将这种错误的做法视为正确行为。临床教学中发现，一些长期在临床工作的辅助人员无形中扩大了他们自己的角色范围，例如，他们会给患者测脉搏、调节输液速度等，这可能会给学生实习造成潜在危险，因为学生从他们那里学到的是不正规的甚至是错误的技能。然而，也有一些长期在某区域范围从事服务的辅助人员为建立良好的临床学习环境做出了积极的贡献，他们努力让学生感到亲切，处处给予关心和帮助，让学生就像在自己家里一样轻松自在，有利于消除学生的紧张不适感。

5. 实习生   实习生也是临床教学环境的重要组成部分，一方面实习生本身对于临床实习是否做好充分的准备是影响临床学习的重要因素，另一方面，同一临床区域共同学习的实习生在实习过程中彼此也会产生影响。曾经在某一病区实习过的学生，尤其是那些同班同学的观点、他们的喜恶经常会影响到后来的同学。应当记住，同学之间的相互支持是非常宝贵的。因此，教师可以安排多个学生一起实习，他们可以共同讨论解决问题的方法，作出决策，这种做法对彼此都十分有益。

6. 服务对象   患者或服务对象的许多特征可以对学生的学习环境产生很大的影响，例如，患者所患疾病的类型、护理对象的性格特点以及是否与医护人员合作等。在急性病病区，特别是危重患者较多的重症监护病房(intensive care unit，ICU)和心血管病重症监护病房(coronary care unit，CCU)，工作重点放在了护理技术上，这在增加了工作魅力和兴奋性的同时，也会对还没有足够信心来完成这些技术的学生造成很强的应激。在某些病区，如产科病房，患者的周转率很高，这可能会影响学生对患者资料的全面收集和病情评估。

由于病种的不同，导致病区的"情感氛围"不同，这也会影响学生的学习，例如，在消化科，患消化性溃疡的年轻患者可以创造一种愉快和谐的乐观气氛，容易与学生及工作人员之间建立融洽的关系和友谊，学生们便会乐于在这种气氛中学习。相反，在血液病和肿瘤病房，由于面对濒死的患者，常常会给学生造成很大的应激。还有些病房可能会存在一些伦理学问题，例如，面对危重患者使用呼吸机、血液透析仪等医疗设备来维持生命的情况，会增加学生的应激反应，表现出紧张、不知所措、情绪低落。当然，患者及其家属的其他情况，如他们的性格特点、是否与医护人员合作等，也都影响着学生的学习。

7. 护理模式   学习环境的另一个重要方面是临床所采用的护理模式，如整体护理和功能制护理。整体护理是以人为中心，以现代护理观为指导，以护理程序为基础，把护理程序系统化运用到临床护理和护理管理中，整体护理的目标是根据人的生理、心理、社会、文化、精神等多方面的需要，提供适合人的最佳护理。在实行整体护理的病区，学生可以应用护理程序进行护理评估，发现作出决策的机会。功能制护理是以任务为中心，把护理工作简化成一系列分开的、各不相关的任务，很少考虑患者或服务对象的整体需要。在实行功能制护理的病区里，学生只学会了如何完成任务，失去了系统地照顾患者的机会，从而限制了他们分析问题、解决问题、综合判断能力的发展。

此外，还有一种以护理理论或模式为框架的护理类型，按照理论或模式框架进行护理工作可以使收集资料、制订护理计划等活动变得更有意义。例如，采用 Orem 自理模式的病区注重患者自理的实现；而采用罗伊(Roy)的适应模式的病区则更注重控制作用于患者的各种刺激，从而促进患者

笔记栏

的适应性反应等。在这样的病区实习,学生可以把他们所学的护理理论有效地应用于临床实践中,从而促进他们的学习。

8. 教育机会　　所有的临床工作人员,包括临床指导教师、临床护理人员以及其他专业技术人员在内都应该尽可能为学生在临床进行观察和讨论等过程中提供学习机会。除此以外,制订一些比较正式的学习计划也有助于指导学生学习,如组织开展教学查房、专题病例讨论、请临床专家进行讲座等。教育机会还包括使学生自由地阅读病历记录,以及提供一些教科书和专业杂志等。

9. 教育资源　　资源在任何机构、任何时候都是一个重要因素,当存在资源不足时,就会出现各种问题。充足的人力资源不仅能提高护理质量,也是保证临床教学质量的重要内容。当临床上存在专业护理人员短缺时,临床指导教师或护士长往往把护理学生当成劳动力,疏于对学生指导;当后勤保障服务发生短缺时,护士不得不承担所有的服务任务,使护理学生参与许多学习目标以外的非护理专业的工作,这些都直接影响护理专业教育的质量。物质资源的缺乏同样会使学习环境受到影响,例如,某些病区可能缺少供学生学习和讨论的示教室、护理技能训练用物等,教学场所和教学用物不能得到保证,许多教学活动难以开展,影响临床教学质量。

10. 物理环境　　临床的物理环境,包括房屋建筑结构、功能布局、病区的颜色、气味、噪声以及各建筑之间的距离等因素都会不同程度影响临床教学工作的开展。学生的反应可能会很强烈,特别是对那些环境适应比较差的学生,临床的现实状况可能会给他们造成很大的应激。

(三)社区的临床教学环境

社区的临床教学环境与医院的教学环境有很大差别。社区卫生服务中心建筑面积较小,设施设备较简单,服务地点分散,服务对象以慢性病患者、老年人、儿童、孕产妇等特殊人群为主。社区的临床教学常常在社区或家庭中进行,服务范围广,这就要求教师必须充分利用社区和家庭的实际情况开展教学工作,指导学生观察,组织学生讨论,解决服务对象的健康问题。因此,教师应具有良好的人际交往、沟通协调和灵活处理实际问题的能力。良好的社区临床教学环境更有利于培养学生独立分析问题、处理问题的能力。

(四)临床教学环境对学生的影响

临床学习环境中各个组成部分都直接或间接影响学生的心理状况、学习态度和行为习惯。

1. 临床环境对学生心理的影响　　临床环境对学生的心理不仅会产生积极的影响,如使学生产生认同感,轻度的紧张感使其感到兴奋从而提高学习和工作效率;也会产生消极的影响,主要是使学生产生焦虑心理。焦虑是当个体预感到威胁或障碍时产生的一种不愉快情感。学生在大多数临床或社区场所都可能遇到各种各样的问题和产生不同程度的焦虑,例如,面对一名濒临死亡的患者,患者及家属痛苦的表现,医生护士面对疾病的无助,都会使学生产生无助和恐惧,甚至会削弱学习的自信心。当临床护理工作太过繁忙,面对病情复杂的患者时,学生会感到有很大的应激性和挑战性。例如,在急诊或重症监护病区护理患者时,学生不能确信自身是否具有真正照护患者的能力,不敢动手操作,甚至出现连最基础的,而且已经掌握很好的操作也会出现错误。严重的焦虑心理会降低学生的工作兴趣和学习能力,降低学习效果。

2. 教师态度和行为对学生的影响　　临床教师的教学热情和教学行为都是影响学习效果的重要因素。有研究者对有助于学生学习和不利于学生学习的教师态度和行为进行了总结。

(1) 有助于学生学习的教师的态度和行为主要包括:教师对工作热情,关爱学生,真诚地对待学生;愿意解释并回答学生的问题;善于发现学生优点并指出学生的进步;常常鼓励并表扬学生;教师的声音及语调令人愉快,具有幽默感;当学生需要帮助时随时出现在学生身边;对学生指导方法得当,表现出自信并信任学生。

(2) 不利于学生学习的教师的态度和行为主要包括:临床教师对学生要求过于苛刻、嘲笑、讽刺或轻视学生,容易使学生产生威胁感和恐惧感;在患者或其他医护人员面前纠正学生错误,行为傲慢,伤害学生的自尊,使学生没有自信心,不愿意学习。

笔记栏

因此,临床教师应尽可能尊重学生,相信学生,采用友善的态度和行为关心学生,工作中对学生放手不放眼,主动为学生提供学习机会,注意与学生交流,共同学习,从而增强学生自信心,减少焦虑,促进学生学习。

(五) 临床教学环境的评价

临床教学不仅涉及教师的"教"、学生的"学",而且与医院的规模、收治病种、仪器设备、基础设施建设、经营管理状况、医护人员的素质、教学管理等各方面都有关系。教学管理人员和临床教师应运用科学的评价工具,对临床教学环境进行定期评价。通过召开实习学生座谈会,让学生对临床教学环境提出建议,从而全面了解现有临床教学环境的实际情况,明确需要改进提高的方面,努力创造一个团结协作、积极向上、教学氛围浓厚、教学条件良好的临床教学环境。令人满意的临床学习环境应该具备如下的基本特征:

1. 由健康权威机构认可并能够满足临床教学需要　承担临床教学的医疗机构应具备:① 科室设置齐全,能提供良好的医疗护理服务;② 满足临床实践的需要;③ 有适当合格的工作人员提供足够的教学和指导;④ 提供专业继续教育的机会;⑤ 提供足够的经济支持以维持一定的标准。

2. 教学与护理实践之间具有稳定而成功的合作关系　学校必须建立稳定的临床教学基地管理体系与协调机制。临床教学基地成立专门机构,配备专职人员负责临床教学的领导与管理工作,建立临床教学管理制度和教学档案,加强教学质量监控工作。学校与临床教学基地之间定期开展教学、科研、人才培养的合作交流。

3. 具备良好的学习氛围　临床教学的良好氛围主要表现为:① 所有的工作人员都能获得并利用学习机会;② 病房护士长应该定期进行检查和评估教学活动;③ 在护理实践中应用护理科研的一些新发现;④ 护理人员积极热情地钻研护理专业知识和技能。

4. 教师与学生的比例适当　作为临床教学医院,亦具有充足的护理人力资源,医院实际开放床位数与护士行之比不低于1:0.4,在校学生数与医院病床总数之比不低于1:1。以保证适宜的师生比例,使学生和教师拥有良好的教与学的场所。

总之,学校与临床医院或社区卫生服务中心之间应共同合作制订出一系列临床学习环境的标准,从而为学生在临床学习阶段提供良好的保障。

第二节　临床护理教学的组织形式

一、临床见习

临床见习(clinical observation)是指在专业课学习期间,为了使学生及时获得课堂理论与护理实践相结合的完整知识而进行的临床实践活动的一种教学形式。这种教学形式通过理论与实践的同步推进,将学习的理论知识及时与临床实践有机结合起来,通常在理论课学习后,由教师带领学生到医院有关科室,学生通过观察、询问、思考、操作等实践活动,提高分析、判断和解决临床实际问题的能力。另外,学生在熟悉临床工作环境、护理工作流程的过程中,可加深对临床护理工作的感性认识,及早建立职业情感和态度,巩固专业思想,并为今后的实习打下基础。

1. 临床见习的形式

(1) 课间见习:见习安排在理论课教学期间,是临床护理课程最常采用的教学组织形式。每次见习时间较短(少于1周),一般每次课时为3~4学时,如在《内科护理学》《外科护理学》等课程的教学过程中穿插课间见习,即在课堂将某一种或几种疾病护理内容讲授完成后,安排到相应科室见习。《基础护理学》教学则多采用以基础护理操作技术为中心的见习形式,如在完成灌肠法的理论教学并在实训室练习后,安排学生到外科、门诊等相关科室观察护士的操作。

笔记栏

（2）集中见习：一般在某一课程理论课讲授完毕后，集中安排一段时间进行临床见习；也可在某一课程理论课讲授过程中，安排阶段性集中见习。这种方式受实习基地、护理服务对象病种和专科护理技术种类的影响较小，方便临床场所的安排，能充分利用实习基地的资源，但这种方法理论与实践的联系不够紧密，教师要注意在进行集中见习前，组织学习复习相关理论知识。

（3）综合见习：一般在所有理论课程结束后，学生进入临床实习前，安排2周左右的综合见习，以熟悉临床工作环境、医院工作制度、护理工作流程，规范基础护理操作，熟悉个案护理评估、护理程序的运用，训练初步制订护理计划的能力等。

2. 临床见习的基本环节

（1）见习前的准备：① 制订科学系统的见习计划及内容，护理学专业课的临床见习环节主要由院校各课程组全体教师根据课程标准的要求共同制订，包括课程的见习时间、课时数及见习内容。课程实施前，与教学医院护理管理部门、有关科室等进行沟通，使之了解教学进程、见习内容与要求，取得临床教学与管理人员的有效配合。② 选择见习对象，护理教师在见习开始前选择与教学目标和内容相符、病情允许、有一定代表性病例的病人作为见习对象，并向其做好解释工作，以取得理解和配合。③ 明确见习要求，做好学生的组织工作，见习前让学生明确见习的目标、计划、具体实施的考核方法、要求，强调注意事项，让学生有目的地见习，以取得较好的见习效果。

（2）见习的实施：见习期间总的要求是以认识疾病与各项基础和专科护理操作为主。在教师指导下，学习如何与护理对象沟通，掌握健康评估和健康教育的基本方法，熟悉护理程序的运用方法，学习临床思维方法和病情观察等。见习时，教师需在床旁结合具体病例进行讲解，切忌脱离病人讲课，并鼓励学生主动与病人接触。在讲解过程中应注意启发互动，引导学生自己得出结论。

在见习期间，教师应依据临床特定的教学内容或问题，有计划地组织讨论会，对某个方面的问题进行深入讨论，帮助学生的学习。讨论内容可以由教师选择，也可由学生提出。为落实保护性医疗制度，讨论会一般不在床边进行，而是安排在示教室。但对于讨论内容少、预计时间较短的讨论会，或学生在床边提出的短小问题，在对病人无不良影响的情况下，可以在床边进行。见习期间，即使有教师指导，学生也不能进行侵入性操作。

（3）见习的效果评价：可采用多种方法对见习效果进行评价。

1）运用观察法对学生在见习中的行为表现进行观察并记录。

2）撰写见习报告。

3）对见习内容进行理论和技能考试。

4）对见习学生进行访谈，了解学生对见习的兴趣、对见习教学方法的感受、对见习的织安排及内容的认同度等。

二、临床实习

临床实习（clinical practice）是指全部课程的课堂教学完成后，学生进入医院、社区等场所，在集中时间段内进行临床综合训练的一种教学形式。护理专业的临床实习是学生在进一步巩固和验证本专业理论知识，掌握临床常用护理操作技能的基础上，通过管理一定数量的病人，学习如何对病人进行健康评估、提出护理诊断、制订护理计划和执行护理措施及进行评价护理效果等，逐渐培养临床思维能力及良好的职业道德和敬业精神。临床实习对学生来说至关重要，临床实习的质量将直接影响学生的职业生涯。

1. 临床实习的形式　　目前，我国护理专业临床实习主要采用全程临床护理教师带教的模式，即每位学生进入临床科室，由一名带教教师与1～2名学生构成"一对一"或"一对二"的全程导师培养教学模式。一些实习基地将实习分为基础护理阶段和护理程序运用阶段，前者着重于巩固专业理论知识和掌握护理操作技能，后者则着重训练学生运用护理程序对病人进行整体护理的能力。

笔记栏

2. 临床实习的基本环节

（1）建立实习基地：选择合适的实习基地并取得实习基地的支持和配合，是保证实习顺利完成的重要前提条件。护理院校应根据自身培养目标、选择具有一定综合实力和教学水平的医院作为实习基地。

（2）制订实习计划和大纲：实习计划的制订是组织实习的关键。根据人才培养方案及课程要求，编写相应的实习大纲，并制定实习管理制度。根据实习大纲、学生及实习基地情况，由实习基地与护理院校共同制订合理有效的实习计划。实习计划一般包括实习目的、要求、起止日期、实习科目、轮转安排、实习形式和方法、实习考核和评定方法等。

（3）做好临床实习前学生的思想动员工作：学生进入临床实习前，护理院校要做好学生的思想动员工作，使其明确实习的目的、重要性，从而使学生能够以坚定的信心和正确的态度对待实习，为以后独立从事护理工作打下良好的基础。

（4）加强临床实习过程中的管理：临床实习的管理是完成实习任务的关键。每个护理院校和实习基地都应有专门的实习管理人员，负责实习的组织和管理。学校管理成员一般由护理院系分管教学的副院长、实习秘书、辅导员等组成。实习基地在分管教学工作的副院长领导下，成立以医院教学管理部门负责人、护理部教学负责人为中心，由各科总护士长、病房护士长、带教教师组成的实习领导小组，指导实习过程，检查实习计划的落实情况。学生开始临床实习后，护理院校教学管理人员和辅导员应经常与实习基地教学负责人保持联系，定期到实习基地了解学生实习情况，及时与实习基地有关部门沟通，共同协商解决学生在实习中出现的问题，保证实习的顺利进行。

（5）科学评价学生临床能力：学生的实习表现是评价实习基地教学效果和学生学习效果的重要依据，实习基地要以此为依据，完善、改进自身的教学，并向护理院系反馈信息。目前，国内对护理学生临床能力常用的评价方法多采用非结构性的观察法、测试法及自我评价等。评价具体方法详见本章第四节临床教学的教学评价。

第三节 临床护理教学的方法

临床护理教学与课堂教学有很大区别，临床护理教学很大部分是教师和学生"一对一"或小组的形式进行的。因此，教师在临床教学中，为了达到临床护理教学的多重教学目标，需要根据学生不同的层次和特点，采取不同的临床护理教学方法。临床护理教学中常用的教学方法包括经验学习法、临床带教制、导师制、临床实习讨论会、演示法、情境教学法、护理查房、病房护理病例讨论会、专题报告及研讨会、临床小讲课等。

一、经验学习法

（一）经验学习法的概念及实质

经验学习法（experiential learning），又称体验学习法或发现反思学习法，是指在设定教学目标的前提下，让学习者在真实或模拟真实的环境中，通过自己的经历或对事物的观察然后通过反思与他人分享感悟中构建知识，技能和态度的一种教学方法。其实质是通过"做"进行学习，而不是通过听别人讲述或自己阅读来学习知识，经验学习法的最大特点是学生的积极参与。在经验学习中，以学生为中心，他们通过积极参与，从亲自参加的事件中获得直接经验。

（二）经验学习法的过程

经验学习不是一个自发的过程，而是一个需要严谨设计的过程。通过这一过程，学习可以从经验中得到最大的收获。经验学习的过程包括：学生首先经历某个方面的护理实践，紧接着是一个反应阶段，然后与小组的其他同学讨论这一经验，这样就为更好地分析，区分和澄清这一经验提供了

笔记栏

一个机会。下一步是考虑这次经验对将来的护理实践所产生的作用,并且在下一次遇到类似的经历时,会把这次获得的知识用于实践。由此不仅包括了经历事件,还包括一系列反思的过程。反思过程(reflective process)由以下三个阶段组成:第一阶段,回到所经历的情境(回到经验中去),即"发生了什么事?",在这阶段,学生只被鼓励"回想"已经发生的整个经历,描述所出现过的失误,但不要进行评判。第二阶段,专心于感受(注意感觉),即"学生的感觉如何?",此阶段的目标是让学生体验有关经验的自我感受,并鼓励他们努力运用那些积极的感受,如得到病人赞扬后的愉快感受。但是,有些感受会对学生造成障碍,如某情绪不佳的病人对学生不友好态度的感受。对于学生的消极感受,需要采取一些方法将其消除,如一笑了之或者向同学和老师说出自己的感受,排除消极感受对于促进有效的学习十分重要。第三阶段,重新评价阶段,这是后阶段,即"这意味什么?",最基本的是让学生把这次经验与自己原有的相关经验联系来,并检验它们之间的相互联系(连接新经验与以往旧经验)。这个反应模式需要被反复实践和应用,直到学生能够熟练地执行每个步骤并且感到得心应手为止。因此,教师应鼓励学生在经历了某个具体的事件之后,立即反思实践。

(三) 经验学习法的形式

经验学习法是许多具体临床教学方法的总称,几乎所有的临床学习方法都涉及经验学习。临床教学中的经验学习法包括以下几种。

1. 反思日记　　反思日记是一个鼓励学生进行反思的行之有效的方法。在日记中,学生除了记录自己所经历的具体事件外,还要描述他们对事件的认识,通过分析、组合、引证所遇到的事件来促进学习。

由于反思是一种比较个人化及自由式的学习模式,学生不需要像考试那样按指南中的问题作答。但写反思日记,首先应选择一个认为有意义临床事件进行反思,护生对所分管患者的护理书写反思日记。

知识拓展

反思日记的内容包括:
(1) 护理了什么样的患者,发现哪些身心问题,自己的判断和依据。
(2) 临床情况与书本知识有无不同。
(3) 观察临床护理行为和态度反映了什么样的价值观,判断是否合理,阐明理由。
(4) 采取什么方法和技巧与患者沟通,效果评价。
(5) 运用所学知识解决任何问题。
(6) 提出需讨论的问题。

2. 反思性小组讨论会　　反思性小组讨论会是一种重要的临床教学活动,通过讨论,学生不仅可以反思自己的临床经历,还可以分享其他同学的经历、观点和感受,开阔视野,并培养评判性思维和解决问题的技能,锻炼和提高语言表达能力,学会与他人合作,可定期(每周1次)组织学生进行反思性讨论。对于讨论中出现的不同观点,教师不应盲目地判断对错,而应鼓励学生从不同的角度观察事物,充分运用已有的知识对事情进行分析、推理和判断,从而提高学生的评判性思维能力。

3. 实地参观学习　　包括参观医院、敬老院以及进行社区实践、家庭访视。对于这样的实践活动,如能进行精心策划和设计,将是很好的经验学习。一般来讲,带学生访视前,应该向学生解释访视的目的、内容和要求,在访视结束后,安排时间让学生向其他同学及教师进行汇报,从而促进反思。

4. 课题的应用　　课题的应用包括两种形式。一种是个案研究,让学生对一个案例进行较为深入的研究。学生对案例进行全方位的评估,找出护理问题,制订护理计划并实施,最后评价护理效果。通过案例研究,促使学生综合运用各种知识,进行思考、分析和决策,从而为病人提供最佳的护理。另一种形式是小型的科研,即学生在教师的指导下,选择一个临床小课题,进行科研设计、实

笔记栏

施科研计划、对资料进行统计分析、撰写报告等。这种方法不仅可以锻炼学生的科研能力，而且能够促使学生对某些问题进行深入的思考。

二、临床带教制

(一) 临床带教制的概念

学生在一定的时期内固定跟随一位护理人员实习的形式被称为带教制（preceptorship model），原则上要求一名教师只能带一名学生。这位临床教师是一位富有临床护理经验的护士，既要从事常规的护理工作，同时又要负责对学生进行指导、支持，并作为学生的角色榜样。在这种教学模式中，带教教师对学生提供个体化的指导，并促进其专业角色的习得。

(二) 临床带教制的方法

在带教制中，学生全程跟随带教教师一起工作。这样，学生有机会全面观察、学习带教教师从事临床护理工作的全部内容和方式，包括各种护理操作、对人的接待与评估、护理计划的制订、护理措施的实施、与服务对象及其他医务人员的沟通、对病人的态度等。在观察的过程中，学生会受到教师潜移默化的影响。同时，学生对在观察过程中的任何疑问都可以向教师提问、寻求解释，以便获得更清楚、准确的概念。除了学生的观察学习以外，教师要按教学计划，根据学生的特点，安排其动手实践的机会，并及时反馈。通过个体化的指导，使学生逐步在理论、技能、态度三个方面得到全面发展，能胜任基本护理工作。带教教师除了对学生进行指导外，还要与学生沟通，关心学生的生活、实习、思想等方面的情况与学生建立和谐的师生关系。

(三) 临床带教制的评价

临床带教制对带教教师、实习机构和学生各方面来说都有影响。学生通过与带教教师"一对一"方式的学习，能够不断提高工作能力，成为称职的护士。学生在临床可以强化带教教师的教学技能、领导能力和专业发展。对于实习机构来讲，让护士承担教学工作，也是提高护士专业素质的一种途径。同时，给实习机构提供了在招聘新员工时挑选新护士的机会。带教制的最大缺点是时间投入的问题，由于病房护理任务繁重，护理人员相对缺乏，有些实习机构实行带教制压力很大。

(四) 临床带教制的注意事项

带教制虽然存在一些弊端，但它是一种非常有效的带教方法，应用也十分普遍。为了更有效地运用这种教学方法，应注意下列事项：

1. 认真选拔带教教师   为了保证高质量的教学，要注重对带教教师的选择。一般由护理部负责对带教教师的遴选工作，可根据下列标准来选择：① 热爱临床教学工作，具有明确、清晰的教学意识；② 具有同于或高于带教学生层次的学历；③ 具有广博的理论知识、娴熟的临床护理技能以及丰富的临床护理经验；④ 具有良好的沟通、协调能力；⑤ 具有较丰富的临床教学经验及良好的教学技能，因材施教；⑥ 具有成熟的专业角色行为和良好的心理品质；⑦ 理解、尊重并爱护学生。

2. 对临床教师进行必要的培训   护理院校要对临床教师的教学意识、临床教学理论知识、教学方法和能力进行培训，提高带教老师的教学能力，促进教师素质的全面提高。定期举办临床教师培训班，由带教成绩优秀、与学生能够进行良好沟通的临床教师参加，并邀请一些教学单位的教师来传授教学经验，如常用的教学方法、学生心理特点、如何做好小讲课及教学查房等，同时加强新技术新业务的培训，定期组织护理教师经验交流会，多参加院内外学术交流活动，通过继续教育拓宽临床教师的知识面，提高教学水平和个人素质。

3. 建立院校与实习单位间的密切合作关系   在实习之前，护理院校应将实习大纲和具体的要求发给学生、实习主管部门及带教教师，使大家明确临床实习的教学目标及各自的任务等。学校教师要定期征求学生和带教教师的意见，了解带教过程中出现的问题，讨论解决问题的方法，及时解决问题，临床带教教师也应将学生实习的情况，特别是实习中存在的问题及时向学校反映。

笔记栏

三、导师制

导师制（tutorial system）始创于英国的牛津大学和剑桥大学，是英国大学中普遍存在的辅助教学形式。我国 20 世纪 40 年代就曾在浙江大学推行过导师制，取得过较好的效果。在我国高等教育中，硕士、博士生的培养一般采用导师制，近年来随着高等教育教学改革的不断深化，护理本科生导师制也在逐步推行，尤其是实习生导师制越来越受到重视。

（一）导师制的概念

导师制就是在实习期间为每位学生配备导师，在导师与学生之间建立起"师徒"关系，由导师全面负责学生的思想、生活、业务学习指导，它既重视对学生知识技能的培养，又重视对学生思想品质的教育。国内外大量实践证明，导师制是学生教育、学生管理和培养高层次人才的一种好制度。

（二）导师制的方法

目前，国内开展实习生导师制的对象多为本科生，且以全程导师制居多，也就是从学生进入实习点开始直至学生临床实习结束，在各专科老师带教的基础上，同时安排一名资深临床护理教师作为全程导师，对其在实习期间的政治思想、实习生活、身心健康、学业、科研、就业等方面进行系统性和个体化指导。全程导师多由具有人文关怀精神、丰富临床经验、较高专业水平和较强教学意识和能力的护理管理者担任，每个导师具体负责 1～2 名学生。此外，有些临床教学单位还开展了实习生"双导师制"，也就是为每位实习生配备一位全程导师，同时在轮转到各临床科室时在相应科室选拔出具有较高专业水平、临床经验丰富、教学意识强的高年资护士担任本科室临床专科导师。

全程导师负责学生实习全过程的督导及检查工作，通过面对面交谈、电话、短信等联系形式与学生个别谈心，掌握学生的思想动态、心理感受，进行思想引导和职业道德教育，帮助学生树立正确目标，养成好学、严谨、求实的良好作风，引导学生将理论知识与临床实践紧密结合，为学生提供生活上的帮助，指导学生完成毕业论文，在就业方面给予指导和帮助。

临床专科导师根据实习大纲，确立临床教学目标，结合本科室特点制订适合本科生实际需要的带教计划、安排教学查房、专科讲座等，并负责完成学生的出科考核及评价等。

（三）导师制的主要优缺点

1. 导师制的优点　　传统的临床带教，一位护生在整个实习过程中常常会有多个不同的老师带教，不同的带教老师传授各自的工作方式、专业知识和操作技能，带教水平不一，影响了实习过程的完整性，护理科研和护理管理能力也参差不齐。导师制弥补了传统带教方法的不足之处，充分体现了因材施教的教育原则，有助于护理人才的培养。

（1）导师制使学生有了归属感从而产生踏实感。导师全方位关心学生的实习生活，在临床教学中不仅指导学生掌握基本技术，还以自身的良好情感去引发学生积极的情感反应，师生之间密切联系、良好沟通，创设了一种"教""学"互动的宽松的育人环境，有助于营造良好的实习氛围，提高实习质量。

（2）导师制加强了学生综合能力的培养。导师通过参与、指导学生在各实习科室的整体护理查房、病案讨论和小讲课等临床实习活动，提高了学生的临床护理能力、护理教育能力和评判性思维能力。导师指导学生毕业论文的设计与撰写，培养了学生的创新意识和科研能力。在与导师接触的同时也锻炼了学生的沟通技巧，学生遇到不懂的或难以解决的问题时也有了求助对象。

（3）导师制提高了临床护理教师的素质。选拔出的导师深感带教本科生的压力，很多导师在指导学生全程临床实习中，也在努力学习、不断进取，拓宽知识面，改善知识结构，使自己成为名副其实的护理导师。

2. 导师制的缺点　　导师制带教模式实施时间较短，导师的职责与考核尚不明确，有些导师与学生之间缺乏主动沟通意识。因此，在今后的带教过程中，尚需不断完善带教环节，明确导师职责，制定导师考核细则，为学生与导师沟通创造条件，进一步提高护理本科生的带教质量。

笔记栏

（四）导师制的注意事项

1. 应重视导师的选拔　目前导师的选拔多以护士自愿报名后进行资格审查来确立,导师与学生双向选择制度是今后的发展方向。在对导师的聘请资格实行严格审查的同时,还应本着导师积极应聘、自愿报名,学生根据个人志愿和兴趣爱好选择导师的原则,实行双向选择。这样有利于提高导师的责任心和积极性。

2. 明确导师的责、权、利,建立相应的激励机制　目前运行的导师制对于导师的"责"规定较为明确,但在导师的"权"和"利"方面的规定较为模糊,尤其是"利"不明确,这势必影响导师的工作积极性,从而影响到导师制的运作效果。因此,要尽量创造条件,多层次、多角度体现导师的"权"与"利",充分体现导师的工作,调动导师的积极性。

3. 注重导师的培训与考核　建立和健全导师培训制度,对导师定期、适时地开展培训,通过业务培训、短期学习和信息交流等多种渠道,使导师不断地更新知识,提高综合素质。同时加强导师制的规范化管理,完善考核、评优制度,将考核、评优制度与导师的激励机制结合起来。

四、临床实习讨论会

临床实习讨论会(clinical conference)是一种重要的临床教学活动。通过这种形式的活动,学生可以分享观点和经历,发展解决问题和评判性思维的技能。为了有效地开展临床实习讨论,必须了解临床实习讨论会的形式及实施过程。

（一）临床实习讨论会的目的

临床实习讨论会具有促进学生多重学习的目的：发展解决问题,决策制订和评判性思维、表达能力等,并非每一次讨论都能达到上述所有的目标,带教教师应该清楚每次讨论会的意图,使其达到特定的目标。

（二）临床实习讨论会的形式

根据讨论内容或主题的不同,临床实习讨论会具有多种不同的形式,包括临床活动前讨论会、临床活动后讨论会、专题讨论会、重要事件讨论会。

1. 临床活动前讨论会　临床活动前讨论会是在临床活动开始前进行的讨论,由临床教师主导,教师事先选好病例,对学生所负责的病人有清楚的了解。学生在讨论中可以提出有关其临床实习活动中的问题,弄清楚该病人存在的护理问题,与教师和同伴分享自己所关心的事情。临床活动前讨论会有助于学生识别病人的健康问题,制订护理计划,为临床学习活动做准备。在临床活动前讨论会中,教师的重要职责是评估学生是否具备完成实习活动必要的知识和能力,必要时给予指导和建议。临床活动前讨论会可以以"一对一"的形式,或一个教师对若干名学生的形式进行,讨论时间因人数多少而异,不宜太长,一般以半个小时为最佳。

2. 临床活动后讨论会　临床活动后讨论会是在每次临床活动结束后举行的讨论,会给每位学生提供深刻分析其经历的机会。每位学生要介绍自己当天对病人采取的主要措施、措施的有效性、措施与护理目标和理论的相关性、实习中遇到了哪些问题以及问题是如何处理的、自己的感受及意见等。此外,学生可以将有关护理方面的疑惑向同伴或教师提出,同伴既可以提出自己的观点,也可以向进行报告的同学提问,请求给予进一步的解释,小组成员在讨论会中尽情分享彼此的经验和情感。在临床活动后讨论会中,教师引导学生积极踊跃发言,鼓励学生思考和讨论,并对讨论进行总结。讨论的时间也依照参加讨论的人数而定,有学者主张师生按 1：10 的比例,临床活动后讨论会以 1 个小时为宜。

3. 专题讨论会　专题讨论会是实习小组就某些议题进行的讨论,议题的范围很广,可以涉及临床实习专业问题、文化、社会、经济、政治等方面的问题,题目可由教师指定或学生提出。

4. 重要事件讨论会　重要事件讨论会是小组同学就实习中遇到的重要事件进行的讨论。首先,由教师或学生对该事件本身以书面或口头的方式介绍给全组成员;然后,展开讨论,学生可以问事件的具体细节以得到充分的资料来发现问题所在;接着提出不同的解决方法,并向小组介绍自己

笔记栏

的方法,或者学生以小组工作的形式共同决定解决问题的方案;讨论结束时,由教师或介绍事件的学生报告实际发生的情况,并澄清学生可能存在的误解。

(三) 临床实习讨论会的实施过程及指导

临床实习讨论会的实施过程一般由三个阶段组成,即讨论的准备、讨论的进行及讨论的结束。为保证临床讨论会的有效实施,真正发挥作用,临床带教教师必须在讨论会的各个阶段做好相应的工作:

1. 讨论的准备临床教师要负责讨论的准备工作,包括准备各讨论会的场地和讨论内容。

(1) 讨论会的场地:讨论可以在实习机构的小教室进行,座位的安排如其他讨论活动一样,可设置为圆形、半圆形或"U"形,以便于讨论。室内应配有黑板(白板)、投影等教学设备,供教师和学生需要时使用。

(2) 讨论内容:教师事先要就讨论内容做好充分的准备,应该考虑下列问题。① 确立讨论会所要达到的目标;② 计划讨论的时间;③ 设计讨论中的问题,并按顺序排列这些问题,教师记录下这些问题,需要学生事先准备的讨论,如对复杂案例的分析,可将案例资料事先提供给学生,便于学生阅读案例和查阅相关文献;④ 设计讨论进行的过程。

2. 讨论的进行 在讨论进行过程中,教师要善于运用提问技巧,对学生进行提问。对于同一个问题,可以请不同的学生来回答,鼓励学生勇于发表自己的观点,提出对问题不同侧面的看法或尽可能多的解决方案。在学生回答有困难的时候,教师应该进一步陈述问题,或提供一些暗示。对每个学生的回答要及时给予重述,反馈。不要打断学生的陈述,即使发现学生的思路或信息有误,也要等学生陈述完后再发表意见。评价时应评价学生的答案,不要评价学生。在讨论中,教师要鼓励学生之间相互作用,不要把相互作用局限于教师与学生之间。从而使讨论的气氛热烈而开放,达到促进高层次认知技能的发展的目标。

3. 讨论的结束 讨论结束时教师应对讨论进行总结,并指明讨论对临床学习的意义,讨论的整个过程中,教师和学生要扮演好各自的角色。

教师的角色行为:① 计划讨论;② 提出供讨论的问题、事件、案例等;③ 协助讨论的实施并鼓励学生的参与;④ 创造并维持一种开放、补充思想、观点的气氛;⑤ 控制时间;⑥ 避免讨论偏离主题;⑦ 提供反馈。

学生的角色行为:① 为讨论做准备;② 积极参与讨论;③ 与小组同伴协作制订解决问题的方案或做出决定;④ 审视不同的观点;⑤ 修正自己的观点和看法以达成小组共识。

师生共同的角色行为:① 总结讨论所达到的目标;② 将讨论与理论,科研相结合;③ 识别本次讨论对其他临床学习活动的意义。

五、演示法

(一) 演示法的概念

演示法(demonstration method)是指通过教师对某一实验程序或操作技能的示范,配合适当的讲解、实物展示或一些直观教具来传授知识和技能的一种教学方法。这种方法以演示为中心,通过教师示范使学生了解操作程序、技能技巧,理解并掌握演示中蕴涵的知识和技能。演示法应用广泛,在护理专业的各门课程中都常运用,主要适用于理解和掌握各种护理实验、操作技能以及一些概念、原理和规则等。演示法常常需要借助于一定的教学媒介和身体行为,主要包括实物、标本、实验、动作示范、模型、图片、幻灯、录像等。具体的演示物和各学科有密切关系,具有明显的学科特色,例如,人体解剖学科的标本和挂图、生理药理课程的实验示教、护理学基础课程的操作示范等。护理教学中最常用的演示方式有两种,一种是教师对动作的示范,如护理操作的示范等;另一种是放映教学影片,最常见的是在平时教师做动作示范时,将详细正确的步骤一一拍摄下来,制成录像片,以供技能教学示范之用。

笔记栏

（二）演示法的教学步骤

1. 提出主题   在演示之前，教师先提出演示主题，向学生介绍演示主题的重要性，使学生产生强烈的学习兴趣，从而集中注意力，专心致志地参与演示教学。

2. 说明目标   教师最好能在演示之前说明演示要达到的目标，讲解演示中可能涉及的相关知识，强调观察演示时学生需要注意的细节，让学生在观察演示前先对演示主题有一个基本的认识。

3. 进行演示   教师在说明演示概况的基础上进行操作示范，使学生对演示主题有一个整体性的认识。对护理技能教学来说，教师示范环节十分重要。因此如果有必要时，教师可以进行第二次或第三次的演示，也可以将整个程序分成几个组成部分进行分部示范。

4. 练习强化   演示结束后，一方面教师可以提出一些问题，让学生围绕主题做进一步思考；另一方面，技能需要反复练习才能熟练，学生可以在教师的指导下自己动手操作并且反复练习，进一步强化演示教学的效果，正确、娴熟地掌握某种动作、技能或需要记忆的特定内容。

六、情境教学法

（一）情境教学法的概念

情境教学法（situational teaching method）又称模拟教学法（simulated teaching method），是指教师按照教学内容设置真实具体的模拟场景，充分发挥学生的积极性、主动性和创造性，帮助学生学习和巩固知识、技能及各种技巧的一种教学方法。情境教学法的目的是创设理智和情感并存的意境，唤起学生的想象，以加深他们对事物的认识和情感上的体验。在护理教学中，常通过这种方法进行专业课的临床教学及训练。

（二）情境教学法的教学步骤

根据模拟场景种类的不同，教学步骤也略有差异，主要包括：① 设计情境教学方案；② 根据情境要求准备场景及器材；③ 分配情景模拟的角色及任务；④ 实施情境训练，常常可以配合角色表演；⑤ 效果评价及总结。注意应根据教学目标和学生水平设计模拟情境，设计的情境不但必须覆盖教学内容，而且要与学生原有水平相适应。例如，对于刚刚接触专业课的学生，可以选择真实典型的临床案例或生活场景作为学习情境，如表现为转移性右下腹痛的阑尾炎患者或表现为焦虑恐惧、呼吸困难、不能平卧的慢性肺源性心脏病患者等。

1. 情境教学法的优点   情境教学法的演示内容丰富多彩，学生充分参与了教学全过程，激发了强烈的求知欲，真正体验到了学习的乐趣；通过营造医院实践环境氛围，学生可以提前接触到医院护理工作的形式和实践内容，尽早认识到知识与能力的缺憾，找出理论与实践存在的差距，从而确立针对性的学习目标；模拟教学法给学生提供了主动思考、场景布置、分析及解决问题的机会，使学生获得了想象、沟通、操作、发现、心理素质及解决问题等能力的实际锻炼，从而提高了学生的综合能力。

2. 情境教学法的缺点   模拟场景的设计比较费时费力；模拟用具费用较高；场地要求大；模拟环境和实际环境一般仍然存在一定的差距。

七、护理查房

护理查房是对一位病人或若干病人在床边进行了观察、交谈，了解病人的情况，并通过对病史和其他资料的回顾，讨论护理方案及其效果，并在此基础上调整护理方案。护理查房是种常规、有效的护理工作方式。临床护理教学中运用护理查房，可以促进护理学专业学生护理病人综合能力的发展。

（一）护理查房概述

1. 护理查房的意义   护理查房（nursing ward-round）是护理工作中不可缺少的活动之一，是培养各级护理人员的重要手段，是一项既有实践指导意义又有临床教学意义的活动。对病人来说，

笔记栏

能得到更为全面的优质护理服务;对护士来说,能提高运用多学科知识分析问题和解决问题的能力,进而提高临床护理质量;对护理管理者来说,既能及时发现病人存在的问题又可以了解护士解决问题的能力。此外,对护理管理者自身也是一个很好的学习和自我提高的过程。

2.护理查房按性质可以分为三类

(1) 护理行政查房:主要针对病区护理质量管理的难点或不足,由护理部主任、科护士长组成核心小组及相关科室的护士长、护理专家等共同参加的护理查房,其目的是进一步提高护士长的行政管理能力,改善护理工作管理质量。护理部层面的护理行政查房由护理部主任/副主任组织和主持,科层面的护理行政查房由科护士长组织和主持。

(2) 护理业务查房:护理业务查房是在主查人的引导下.以病人为中心,以解决问题为目的,突出对重点内容的深入讨论,并制订解决方案的护理查房。包括分析讨论危重症病人,典型、疑难、死亡病例的护理;结合病例,学习国外护理新动态,新业务及新技术等。护理业务查房分为一级查房、二级查房和三级查房,主查人分别是责任护士,责任组长和护士长/专科护士。

(3) 护理教学查房:护理教学查房是临床护理教学与护士在职业培训中常用的教学方法,是保证护理质量和培养护理人员的重要环节。

(二) 护理教学查房

1. **护理教学查房的定义**　　护理教学查房是护理查房的一种,是临床护理教师在临床场所为实习学生或各层次护士组织的一种临床教学活动。它常围绕病例,讨论专科理论和技能或学习护理新知识和新技术。

2. **护理教学查房的目的**　　在解决病人具体问题的基础上,促进查房对象知识的掌握,提高其发现问题,分析问题和解决问题的能力,同时锻炼其语言沟通和应变能力,增加临床经验,进而提高护理质量。

3. **护理教学查房的形式**　　临床护理教学查房的形式多种多样,常用的有以下几种形式:

(1) 个案教学查房:这是一种普遍使用的查房形式,可选择普遍性、典型性案例,围绕病因、诊断、治疗、护理进行。普遍性、典型性病例对专科护理起普遍的指导作用,更适合于对象为实习生的查房,也可选择尖端性病例,能使护士更快更好地了解新业务的开展,拓宽知识面,增强进取心。

(2) 临床病例分析型教学查房:根据实习大纲要求,结合具体病例启发引导学生理论联系实际,达到掌握相关知识和技能的目的。

(3) 对比型教学查房:是针对疾病相同而病程、心理特征、年龄、文化背景、家庭背景等不同的病人进行健康资料的收集与对照,分析其共性和个性问题,从而实施适应个体化需要的护理。这种形式的查房,可避免查房对象生硬地将书本理论应用于临床病例中,能够根据病人的个体情况具体分析,从而提高学生和护理人员的综合分析能力。

(4) 以护理程序为主线的整体护理教学查房:责任护士作为中心发言人,收集资料,强调以人为中心,从生理、心理、社会、文化、精神等方面全面评估病人目前存在和潜在的健康问题及其原因,提出护理目标和护理计划,实施计划并评价整体护理程序运行情况和整体护理效果,体现了以病人为中心的整体护理理念。

(5) 健康教育为主题的教学查房:评估病人健康知识的掌握和健康行为的形成情况,在病床边对病人进行针对性的健康教育及行为指导,评价健康教育的效果。

(6) 危重急救及死亡病例教学查房:一般在抢救频次高的科室进行,如急诊科,心内科、脑外科以及 ICU 病房。目的是规范急救程序,提高抢救成功率。查房内容包括抢救程序、护士的岗位与任务、各类抢救仪器的使用及病情观察、床旁监护仪的使用及结果分析等。由高年资护士或护士长提前准备好病人资料,查房时先汇报病情、治疗护理经过并突出护理难点、抢救措施及并发症的护理等,结合病例和理论知识,围绕此病人的护理难点、抢救程序、各类抢救物品及注意事项、死亡原因、临终护理等情况引导学生进行分析讨论,讨论中穿插一些管理制度,如急危重病人抢救制度、交接

笔记栏

班制度、查对制度等,最后由高年资护士或护士长总结。

(7) 护理技术操作教学查房:由带教教师采用理论联系实际的方法,结合病人具体情况,在床边按操作程序边讲边做,以便低年资护士和学生掌握,操作中关心病人、与病人有效沟通、体现以病人为中心的护理理念。

(8) 医护联合的教学查房:由医生和护士一起主持教学查房,医生讲授医学知识,分析疾病发生发展及对护理工作的要求,护士针对病人的护理问题,讨论护理计划的制订和护理措施的实施等。医护联合查房,使护士对病情有全面的了解,拓宽护理人员的知识面,加强医护患的沟通,使病人得到全方位的护理。但在查房过程中,应注意以护士为主,医生为轴,避免医护主次倾倒的现象发生。无论采取哪种形式的教学查房,都应将以问题为基础的学习方法融入其中,引导学生去思考、分析、判断,从而提高学生的临床思维及决策能力。

4. 护理教学查房的选题   选题可大可小,应视当时的条件,如病人情况、学生的特点、工作环境、带教教师的水平、可供教学活动的时间等而定。时间允许的情况下,可组织以护理程序为主线的、病人全程护理的教学查房。但由于临床教学环境复杂性的特点,建议教学查房时间一般以30~40分钟为宜,针对病人的主要问题选题,同一位病人,在不同阶段可行多次不同主题的查房;同种疾病的不同病人,会出现不同的问题,可分别组织相应病人进行针对性查房。例如,因急性胆管炎住院治疗的病人,在整个治疗过程中,可以针对腹痛、发热、黄疸、水电解质失衡、健康教育等不同主题进行查房;一位右侧脑出血的住院病人,在治疗及康复的整个过程中,可以针对潜在并发症—脑疝、发热、急性意识障碍、小便失禁、高血压、左下肢功能锻炼、健康教育等不同主题组织查房。

5. 护理教学查房的程序及实施

(1) 查房前:主查人员准备病例和思考题,所有参与者都需要熟悉病人病情,查阅文献,复习相关知识,必要时准备问题。

(2) 查房中:① 在小教室或护士站,带教教师点明主题,导入查房目标,介绍查房安排;② 学生汇报病史,带教教师补充,带入思考题;③ 来到床边,收集资料及体查,重点收集阳性症状和体征;④ 带教教师提出问题,引导学生分析讨论,以解决实际问题;⑤ 必要时进行健康教育或操作示范;⑥ 回到小教室,针对病人存在的问题,围绕查房目标来讨论;⑦ 必要时进行以往此类病例经验总结,介绍护理新动向;⑧ 对查房情况进行总结反馈。

(3) 查房后:带教教师和学生对整个查房过程进行评价。评价内容包括查房主题是否清晰,过程是否流畅、连贯,护理程序运用是否得当,查房效果如何,以及目标是否达到等。

6. 护理教学查房的注意事项

(1) 查房前,主查人正确评估参加查房人员的需要,准备充分,参加查房的人员也应做好适当的准备。

(2) 物品及教具的准备应充分恰当。

(3) 所选病例应符合教学需要,并取得病人的积极配合。

(4) 教学设计及查房形式应合理,切合临床实际。

(5) 汇报病例应全面,重点突出。

(6) 床边护理评估方法应正确,重点突出,能围绕查房目的,发现病人主要的护理问题,床边查房注意遵循保护性医疗制度。

(7) 恰当运用沟通技巧与病人进行有效沟通,同时体现人文关怀。

(8) 根据需要进行准确的健康教育或规范的操作示范教学。

(9) 正确引导讨论内容及方向,并突出重点、讲清难点,每个问题进行简明扼要的总结,总结观点应明确。

(10) 对参加查房人员的问题及时给予正确反馈,同时贯彻赏识教育原则。此外,应选择适当的评价时机、评价场合及评价方法。

笔记栏

（11）应针对学生评判性思维能力具体问题进行具体分析，必要时以点带面，引发学生思考，培养学生评判性思维能力。

（12）讨论应以科学理论为依据，并与临床实践相结合。

（13）参加者应积极参与讨论，气氛活跃，确保参加查房者人人看得清、听得清。

（14）确保查房达到目标要求。

（15）讨论结果应无科学性错误。

（16）应合理安排查房程序及时间。

（17）查房过程应遵循以病人为中心和以教学对象为中心的原则。

（18）板书教具等教学设备应使用恰当。

八、病房护理病例讨论会

病房护理病例讨论会（case discussion）是对病房内的疑难病例、典型病例、死亡病例进行分析和研究，并总结护理上的得失之处。讨论会通常由一个护士介绍案例，包括病人的病情、所采取的治疗和护理计划、实施情况及效果等，然后护理人员一起讨论。学生也可以进行报告，参与讨论，这样可以使学生感觉到自己是病房护理人员的一部分，同时还可以增强他在公众场合表现自我和语言表达的能力。

理想的情况下，应邀请病房所有的护理人员参加讨论会，对某一个或某几个病人的护理进行全面的讨论和评价。病房讨论会可以帮助大家全面了解病人的问题，并且对病人所获得的护理进行评判性的分析。这对于学生、护士和病人都大有益处。

九、专题报告及研讨会

在临床教学中，可以采用专题报告及研讨会（subject lecture & workshop）的方式，拓宽学生的知识面，促进学生对现代护理进展的了解。专题报告是由某一专业领域具有权威或学术成就的专家就临床护理发展的新概念、新理论、新方法、新技术等进行讲座，从而引入知识，拓宽学生的视野。研讨会是由专家及学生共同对某一个专题进行讨论，各位参与者充分阐述自己的观点，进而加深对这一问题的认识。这些新颖的知识容易引起学生的兴趣，激发学生对专业的思考和热爱，为其以后的工作或学习提供参考。

有关人员要做好专题报告和研讨会的组织工作。事先制订详细的计划，选择合适的时间和地点，并与报告人取得联系。鼓励学生积极参与和记录，最后进行总结。在报告或研讨会中，要激励学生的创新意识。

十、临床小讲课

临床小讲课（small clinical lecture）是护理临床教学的重要方法之一，也是对学生进行综合训练的形式之一。临床小讲课，可以由教师主讲，也可以由学生主讲。

教师主讲的临床小讲课，一般是将专业的重点问题或疑难问题结合临床进行讲解，促进学生理论与实践的结合。但这种方式的教学，往往使学生处于被动，不利于发展学生的思维。

临床教学中应多开展学生小讲课，带教教师应指导学生选好题目，要求在教学大纲范围内并与临床实习内容相吻合，结合病区特点灵活选题。教师应对教案进行修改，然后安排好时间、地点和参加人员，一般是病区全体实习生或实习小组全体学生和带教教师参加。讲课结束后，所有听课人员对讲课者的仪表仪态、语音语调、多媒体课件制作、教学内容、教学方法、教学技巧等进行综合评价，最后由教师进行小结，进一步强调重点难点，指出优点与不足，并根据评价标准评分。学生小讲课，在发挥学生学习的主动性和积极性，锻炼学生语言表达和沟通能力及提高学生综合素质等方面都具有积极作用。

笔记栏

第四节　临床护理教学评价

临床教学评价(clinical teaching evaluation)是以教学目标为依据,运用可操作的科学手段,通过系统地收集有关教学信息,对教学活动的过程和结果做出价值上的判断,并为被评价者的自我完善和有关部门的科学决策提供依据的过程。如前文所述,临床教学的目标是多重的,包括发展高层次的认知能力、具备熟练的操作技能和其他技能、树立良好的服务态度,形成积极的专业价值观等。因此,临床教学评价时,要充分考虑对各方面目标达到程度的评价,靠单一的方式如理论考试或操作考核是无法全面评价的。针对不同的目标,采用不同的评价方法。

一、临床教学评价的意义与模式

(一)临床教学评价的意义

临床护理教学评价有着重要的意义,表现为:① 测定学生达到学习目标的程度;② 为学生提供学习反馈的机会,使学生了解自己的成功与不足,可为进一步的学习提供指南;③ 为教师提供教学效果反馈的机会,便于教师及时改进教学方法;④ 为管理机构提供信息,明确教与学中存在的问题,以利于调整教学活动,保障教学质量。

(二)临床教学评价的模式

临床教学评价的模式主要有过程性评价和总结性评价两种。

1. 过程性评价　　过程性评价是在学生临床学习过程中进行的评价,通过过程评价,临床教师可以及时发现实习中存在的问题,为后续的实习提供修正、改进的依据。因此,过程性评价是促进学生学习的重要手段。

2. 结束性评价　　结束性评价是临床学习告一段落或结束时的评价。它可以对学生学习成绩进行判定,为用人单位招聘、选拔人才提供参考。因此,在临床教学评价中,两种形式要结合起来使用达到评价的不同目的。

二、临床教学评价的方法

从不同的角度来看,临床评价有不同的方法。根据参与评价的主体分为教师评价、学生自我评价和服务对象评价;根据评估的连续性分为连续评价法和间断评价法;根据评价的场景分为模拟评价和现场评价;根据评价工具分为观察法、书面评价和口头评价。下面主要介绍根据评价工具来分的几种评价方法。

(一)观察法

评价学生临床实习表现的主要方法是对其行为进行观察,采用不同的方式对观察到的内容或评价结果进行记录。记录方法包括轶事记录、检查表和等级评分表。

1. 轶事记录　　轶事记录(anecdotal notes)是教师对学生在临床学习中自然表现的行为进行叙述或描述的记录。教师除了单纯地对学生的行为进行记录外,还可能加上自己对学生行为的解释和结论。Ground 认为轶事记录应注意四个问题:① 记录有意义的事件;② 事件发生后立即记录;③ 记录的资料要足够详细以供将来分析;④ 将所观察到的事件与教师对该事件的解释分开记录。临床教师要准备一个记录本专门用来记录,并随时将自己的记录、意见与该学生交流,提供反馈,使学生能够从不同的侧面了解自己的表现,明确优点与努力改进的方向。轶事记录最适合于过程性评价。

2. 检查表　　检查表(checklist)列出了一系列所要观察的具体行为或活动,并留出了一个地方供教师检查学生是否表现了这些行为。检查表通常列出的是一项操作程序或护理技术按顺序的步骤。有些检查表同时列出了正确及不正确的步骤。检查表可借鉴已有的表或自行设计。设计一份

笔记栏

检查表一般包括下列四个步骤：①清楚地列出学生应该执行的操作程序的每一个步骤；②列出学生在实践中通常会出现的错误；③按恰当的顺序排列这些步骤，包括错误步骤；④将所列出的内容发展为恰当的表格形式，供观察使用。

3. 等级评分表　　等级评分表（rating scale）是用来对所观察到的学生在临床中的表现做出判断并记录的表格。等级评分表最主要的用途是对学生的临床表现或能力做出总结性评价。它也可用来评价学生参加其他临床学习活动的表现，如临床讨论会上的报告、对病人健康教育的质量等。等级评分表对学生也有很多帮助，例如，可以对学生在临床学习中的优点缺点给予具体的反馈。

等级评分表具有多维和双维两种形式。多维等级量表是将目标或行为分为多个等级。对等级的描述方式又包括以下几种：①字母：A、B、C、D、E；②数字：1、2、3；③质量标签：非意好、很好、好、一般、差或优、良、中、差；④频数标签：总是、经常、偶尔、从来不；⑤其他标签：独立完成、指导下完成、协助下完成、勉强完成、依赖。为了使这些字母、数字或标签的含义更清楚，使评分时做到一致和客观，最好对每一个字母、数字或标签进行一个简短的描述。

4. 客观性结构性临床评价　　客观性结构性临床评价（Objective Structured ward Clinical Assessment OSCA）是用于总结性评价的一种模拟法，其应用受到了教育工作者的广泛关注。在 OSCA 中，建立了两个站，一个是临床站，另一个是静态站。在临床站里，评价学生采集健康史和进行初步体检的能力。其中，教师对学生的行为进行观察并评分。然后学生到静态站以书面的形式答题（选择题成简答题），题目是与学生在前一站的内容有关的。此时所用的是模拟病人，他们是受过训练的演员或其他人员，能根据特定的需要表现出病人的病史，模拟出病人的生理症状、体征。这些病人对所有参加考试的学生都提供同样的病史和临床表现。

（二）书面评价（理论考试）

临床护理教学中，学生每轮实习结束时，可以对其认知能力（理论知识）进行评价。考试的内容与临床护理教学目标密切相关。各内容要有一定的比例：如基础护理占 20%，专科护理占 70%，专题讲座占 10%。专科护理的内容要跳出书本的条条框框，反映临床新理论、新技术。考试题目可以有部分测试记忆、理解等低层次目标，但绝不能占主导地位，适当出一些测试高层次认知目标如分析、综合、评价等的题目，注重对学生评判性思维、决策制订和解决问题能力的评价。试题的类型基本包括两种：

1. 主观题　　主观题（subjective item）是指那些学生可以按照自己的理解和思考，用自己的语言来作答的考试题目，如论述题、案例分析题、简答题、名词解释等。教师对这类题目的评阅带有较大的主观判断性。

2. 客观题　　客观题（objective item）是指那些事先设定固定的标准答案，学生在已提供的多个备选项中进行判断和选择的考试题目，如选择题、判断题、填空题和匹配题等。这类题目答案明确，格式固定，评分客观，因而称为客观题。

（三）口头评价

评价包括正式的和非正式的两种形式，例如，用评分表对护生在讨论会中口头表达进行的评价就是正式评价；对护生进行床边提问属于非正式评价。口头评价方法可以用来评价护生用言语交流思想和观点的能力。这种能力对护理实践来说是非常重要的。实习讨论会，既是临床重要的教学策略，也是教师对护生进行口头评价的具体策略。

三、临床护理教学评价的指标体系

（一）临床护理教学评价指标体系概述

1. 临床护理教学评价指标体系的定义　　指标体系是指被评价的全部因素的总和，评价就是通过指标体系来判断目标是否完成。临床护理教学评价的指标体系，既是评价工作的基础，也是评价工作的核心，对评价起着统一全局的作用。因此，临床教学应尽量建立科学合理的评价指标体系，并不断完善。

2. 临床护理教学指标体系建立的方法　　临床护理教学评价指标体系的建立，可使用三种方法。

笔记栏

（1）目标分解法：通过分解的方式，将目标分解为若干个指标，并形成相应的指标体系。

（2）以美国教育学专家布鲁姆的教育目标分类法为框架，以认知、情感、动作技能三个不同领域的层次目标建立评价的指标体系。

（3）多元统计法：通过因素分析、主成分分析等方法，从较多凌乱繁杂的初选指标中找出关键性的指标或确定某评价项的基本结构的结论性定量设计方法。

（二）临床护理教师的评价指标体系

对临床护理教师的评价，应包括多个指标，如教师的专业素质、临床能力、知识水平教学技能、沟通力、师生关系等。可以采用直接评分法（如：百分制）或等级评定法。评价者可以是教学管理人员，也可以是学生。

（三）护理学专业学生临床能力的评价指标体系

1. 学生临床护理能力评价的范围及内容　　临床护理能力是应用所学知识解决临床护理问题的能力。临床护理能力的内容是随着科学技术的发展而发展的，在不同的历史阶段，其具体内容不同。美国"护理专业本科教育标准"中要求学生具有的核心能力包括评判性思维、评估、沟通和操作技术能力。

2. 临床护理能力测量的方式　　学生临床能力培养贯穿于护理教育的整个过程中，其测量也相应地贯穿于护理教育过程的始终。在护理教育的实践中，往往需要选择几个关键阶段检测学生的临床护理能力。这些阶段主要包括：

（1）课程教学中护理操作技能达标考核护理临床能力培养渗透于各门护理专业课程教学中。在最初的课程教学中，对每一项专业技能逐步逐项进行形成性评价，对关键技能（如备用床铺设、无菌技术、注射技术、给氧术、心肺复苏技术等）进行全面的达标考核，为学生临床护理能力的进一步提高打好基础。

（2）实习前护理操作技能考核实习前护理操作技能考核的必要性体现在以下方面：① 在学生实习前进行集中的操作技能强化训练与考核，可以使学生熟悉由于时间推移而变得生疏的操作技能，增强学生实施临床护理工作的自信，减少畏难退缩行为；② 实习前强化满足了学生即学即用的心理需求；③ 经过考核，可以及时发现学生的操作缺陷，进行有针对性的补救，减少实习中的差错事故。护理的服务对象是人，保证每一位学生进入实习时有必要的护理技能，是尊重服务对象生命和健康的基本要求。

（3）实习中的出科考核实习阶段的出科考核一般安排在各科室实习的最后1～2周进行。临床护理技能的测评是学生出科考核的主要内容，一般通过整体护理的方式进行，即以科室中学生参与护理的实际病例考核学生的沟通能力、评估能力、护理操作能力和应用评判性思维实施护理程序的能力。

（4）实习后综合考核经过各科室的轮转，学生的操作技能经历了分科、分项考核，沟通能力、评估能力、评判性思维能力逐步得到锻炼。在学生毕业前，进行护理基础知识、临床护理能力和专业态度融为一体的综合考核，旨在对学生的专业理论水平、沟通能力、分析判断能力、操作能力、病历书写能力等方面作综合评价。实习后综合考核一般以整体护理考核的方式进行。

（四）临床教学环境的评价指标体系

临床教学环境的评价，可以从人际关系、工作氛围和团队精神、学生参与性、学生的任务定位、教学的创新性、学生的个性化等方面进行评价。具体应用时结合各院校的实际情况给予不同的分值。

四、临床护理教学评价的实施

临床教学评价是一个有计划、有目的的过程，须按一定的程序来实施。对于评价中可能存在或出现的问题，评价者要有充分的认识，并采取一定的对策。

（一）实施程序

临床护理教学评价的基本程序包括评价前的准备、实施评价及评价后的反馈三个阶段。

1. 评价前的准备　　评价前，评价者和被评价者都要做好相应的准备。

（1）评价者的准备：明确评价的目的、方法和要求，对评价对象有一定的了解，具有评价方面的

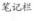

相关知识和能力,并准备好评价工作,如观察表、要提的问题等。

(2)被评价者的准备:被评价者最主要的准备是对将要评价内容的准备,即要做到胸中有数。另外,学生通常在被评价前都有不同程度的压力,面对压力过大会导致学生在评价中发挥失常,因而影响学生的成绩。所以,评价前,学生要采取一些办法减轻自己的压力,临床教师也应采取一定的方法帮助学生减轻压力,使评价结果能代表学的真实能力和水平。

(3)对病人的准备:如果评价涉及病人,则需要对病人进行一些解释工作,以取得配合。

2. 实施评价　　评价者正式对学生进行评价时要按事先制订的计划来进行,如时间、方法等。实施中,教师要做到客观、公正、公平,给学生创造一个轻松、无压力的氛围,使学生能以最佳的状态充分地表现自己。

3. 评价后的反馈　　评价并不是教学过程的结束,临床评价的目的不仅仅是对学生的临床表现进行判断、评分,更主要的目的是要向学生提供反馈,以利于学生进一步的提高。反馈就是告诉学生关于其临床表现的具体情况,以指导其进一步的实践,提高知识和技能水平。反馈的形式可以是言语的,即对学生描述教师所观察到的、教师的评语及需要进步学习的内容;也可以是视觉的,即将正确的做法如操作的正确步骤示范给学生;还可以是书面的。其最终目的是让学生不断进步,直至达到标准。

在给学生反馈时,应遵循下列原则:① 将具体的、精确的信息反馈给学生:如果教师对学生的反馈信息是"你还需要在评估方面下功夫",并不能清楚指导学生下一步该如何努力。反之,若指出学生遗漏了资料收集的某个方面,或指出学生体格检查技术需要改进,则比笼统的建议更有价值。② 对于护理操作程序的评价,要给予言语的评价:教师要口头指出学生操作时问题出在什么地方,需要如何改进,还要向学生示范正确的操作。③ 反馈要在评价结束时及时提供给学生:反馈的时间离评价的时间越长,反馈的效果就越差。一般较长时间后,教师和学生都不易回忆起需要改进的具体问题是什么。④ 反馈的频率要根据学习者的特点而定:当学生刚开始临床学习或依性较强时要给予较频繁的,大量的反馈。当学生具备了一定的自我评价能力后,则反馈次数可酌情减少。⑤ 反馈结果也需要提供给有关教师及教学管理机构,便于其对实习计划做出相应的调整和改进。

(二)实施过程中常见的问题及对策

即使评价前计划得非常周密,评价实施过程中也难免会出现一些问题,尤其是观察法,这些问题可能影响评价的结果。这里主要讨论观察法中等级评分法容易出现的问题,并提出对策。

1. 问题　　等级评分法中最主要的困难或问题是等级的应用。在"优""良""中""差"等级之间到底有多大的差距,各位评价的教师对它们之间差距的认识是否一致,甚至在两维的等级描述中,如及格或不及格,教师对同一学生行为的判断也可能不一致。这说明,观察法本质上是一种主观的方法,因为评价时融入了教师的判断、价值观等。在临床教学中使用等级评分,容易出现下列错误:

(1)过松错误(leniency error):是指教师倾向于评价时对所有的学生给予较高的等级。或者,某位教师对自己所喜欢的学生评价时给其很高的等级。

(2)过严错误(severity error):与过松错误相反,教师倾向于对所有学生给予较低分数。

(3)集中趋势错误(central tendency error):指教师评分时较犹豫、不愿在量表的两极做出选择,而是倾向于选择中间的等级。无论是过松错误,过严错误还是集中趋势错误,都使教师无法对学生之间表现的好坏进行区别,并限制了等级的效度,影响了量表的信度。

(4)光环效应(halo effect):教师对学生的实习评价受教师对学生平时印象的影响,效应可能是正面的,也可能是负面的。如果教师平时对学生印象较好,本次评价将给学生比实际应得的等级要高;如果教师平时对学生的印象不好,本次评价的结果要比实际应得的等级要低。

(5)个人偏见(personal bias):指教师个人的偏见影响了评分。例如,给家庭条件差的学生的分数比给家庭条件好的学生的分数高。

(6)逻辑错误(logical error):指对于逻辑相关的项目给予相类似的评分等级。例如,在一项临床评价中,量表中若干条目涉及沟通技巧行为,教师可能对这些条目给同样的评分等级。这或许提

笔记栏

示量表中的某些条目事实上可以被合并。

2. 对策　为避免上述问题发生，教师可采取下列对策：

(1) 教师应意识到自己的价值观、态度、信念、偏见可能对学生的评价产生影响。用公正，客观的态度，不带偏见地对学生进行评价。

(2) 评价中，注重临床教学目标和学生的行为，而不是学生本身。

(3) 从不同的方面了解学生实习的表现，进行系列观察。应对学生进行多次观察后再下评价结论。

(4) 不得依赖对学生的第一印象，因为第一印象不一定正确。

(5) 与学生交流观察所得，了解学生对自己表现的看法，当发现学生有更好的表现时要敢于对评分进行修正。

(6) 如果发现等级评分表有问题，及时修改。

小　结

在临床见习和临床实习两种临床护理实践的教学形式中，临床护理教师应根据教学目标，实施多种临床教学策略，可以培养学生发现问题、分析问题及解决问题的临床思维能力和临床实践能力，从而使学生从认知、技能和情感领域得到全面发展，临床教学的方法媒体及教学评价，见图 5-1。

- 临床教学的方法
  - 经验学习法
    - 经验学习法的概念
    - 经验学习法的过程
    - 经验学习法的形式
  - 临床带教制
    - 临床带教制的概念
    - 临床带教制的方法
    - 临床带教制的评价
    - 临床带教制的注意事项
  - 导师制
    - 导师制的概念
    - 导师制的方法
    - 导师制的主要优缺点
    - 导师制的注意事项
  - 临床实习讨论会
    - 临床实习讨论会目的
    - 临床实习讨论会形式
    - 临床实习讨论会实施过程及指导
  - 演示法
    - 演示法的概念
    - 演示法教学步骤
  - 情境教学法
    - 情境教学法的概念
    - 情境教学法的教学步骤
    - 情境教学法的优缺点
  - 护理查房
    - 护理查房的概述
    - 护理教学查房
  - 病房护理病例讨论会
  - 专题报告及研讨会
  - 临床小讲课
- 临床护理教学评价
  - 临床教学评价的意义与模式
    - 临床教学评价的意义
    - 临床教学评价的模式
  - 临床教学评价的方法
    - 观察法
    - 书面评价(理论考试)
  - 临床护理教学评价的指标体系
    - 口头评价
    - 临床护理教学评价指标体系概述
  - 临床护理教师的评价指标体系
    - 临床护理教师的评价指标体系
    - 护理学专业学生临床能力的评价
  - 临床护理教学评价的实施
    - 实施程序
    - 实施过程中常见的问题及对策

图 5-1　临床教学方法及教学评价

笔记栏

【思考题】

（1）请陈述临床护理教学的特点。

（2）请举例说明临床教学目标与课堂教学目标的不同。

（3）比较临床见习和临床实习中的实施环节。

（4）请陈述临床教学的方法。

（5）请列出临床护理能力评价的范围及内容。

（花　蕾,张　洁）

第六章

护理教学的教师与学生

学习要点

- **掌握**：① 教师的职责与角色；② 教师和学生的权利与义务；③ 良好师生关系建立的基本策略。
- **熟悉**：① 教师劳动的价值与特点；② 护理学专业教师的职业道德与素养；③ 护理教学学生的基本属性；④ 师生关系的类型。
- **了解**：① 学生的基本属性；② 护理学专业教师的智能结构。

护理教学的教师与学生是护理教育系统中最基本的要素。学生是教育活动的对象，教师是教育活动的组织者和实施者。因此，全面了解学生的基本属性，正确认识教师劳动的价值、特点、权利和义务，探索和谐师生关系的构建，对于实现护理教育培养目标，完成护理教育任务，提高护理教育质量具有十分重要的意义。

第一节 护理教学的教师

一、教师劳动的价值与特点

（一）教师劳动的价值

教师是人类文明的传播者和创造者，教师把千百年来人类所积累的科学文化知识与实践经验传递给新生一代，使人类的文明得以延续；教师又是新的科学知识的创造者，他们不断融汇、改造古今中外各种科学理论与技术，不断创造新的科学思想、理论及技术，对社会实践与发展具有极大的推动与促进作用。当今社会正处于科学渗透千家万户生活、信息瞬息万变、知识爆炸性增长、竞争日益激烈的时代，社会的发展与个人的幸福比以往任何时候都更依赖于教师。社会主义现代化建设需要大批各行各业、各个层次的高素质专门人才，这就需要教师付出辛勤的劳动。可以说，教师担负着推动社会的精神与物质文明的责任，如果没有教师这一职业，也就没有人来教育大家科学健康的生活。

教师是新一代的塑造者与培养者。教师代表了社会的要求，担负着为社会培养新一代人才的重任，是学校教育活动的设计者、组织者。可以说教师的劳动推动着个体精神世界的升华和人类社会精神文明的进步。教师劳动的价值则主要体现在教师在社会和人的发展中所起的作用。

（二）教师劳动的特点

任何劳动都有其自身的特点，只有认识教师劳动的特点，才能深刻认识护理专业教师。概括起

笔记栏

来,教师的劳动具有以下特点。

1. **劳动的高度责任感**　教师劳动的高度责任性主要来自两方面。

(1) 教育事业是关于人类的今天和未来的事业。教育的成功常常影响社会的进步和发展、人类生存与生活质量的提高,因而社会与人民对教师寄予厚望。

(2) 教师是直接从事各类人才培养工作的,他们劳动的优劣势态将直接关系到学生的身心发展和事业前途,因而家长和学生本人也对教师寄予较高期望。

社会、家长及学生的期望在教师身上转变成一种高度的责任感后,会给教师带来很大的心理压力,特别是在选择竞争的条件下,这种压力就更大了。这就要求教师必须始终兢兢业业地工作,不能有丝毫马虎与放松。

2. **劳动的复杂性**　教师劳动的复杂性是由教育对象及其教育过程本身的特点决定的。

(1) 劳动对象具有主动性、多样性:教师的劳动对象首先是具有主观能动性的人,教育过程如不能与学生主观能动性发生联系,则不可能取得良好的教育效果。教育的劳动对象在身心特点、气质、特长及发展倾向上是各不相同的,并且是在劳动过程中不断变化的,这就使得教师的劳动不像其他许多职业有统一的操作规程,而是经常遇到许多变动和不可控因素的影响。教师劳动对象的主动性,还赋予这种劳动过程以反作用特点。这种反作用表现出特有的丰富形式和复杂程度。学生作为一种客体,也随时会用其思想、感情、态度等影响甚至改造教师的劳动。

(2) 影响学生发展的途径具有多样性:学生在接受教育的同时,还接受来自家庭、社会及同学各方面的影响,而这些影响常常不一致,这就大大增加了教师劳动的复杂性。

(3) 教育内容的传播具有较高的专业性和技巧性:一个教师不仅要求有深厚扎实的知识基础,还应该接受教育学的专门学习和训练,这样才能在教育过程中表现出高超的教育技巧。

3. **劳动的繁重性**

(1) 任务多样性:教师既要关心学生学习的进步,又要关心学生政治思想的提高、道德品质的养成和身体健康;既要在课内向学生传授科学知识,又要在课余组织丰富多彩、形式多样的第二课堂活动,发展学生兴趣、爱好、才能,还要从事科学研究;既要全面指导学生校内学习生活,也要关心他们的校外交往活动。

(2) 劳动空间的广泛性和时间的无限性:在空间上,教师劳动的地点没有明确的校内外划分。在时间上,教师劳动没有严格的上下班界限。班上、班下、校内、校外都可以成为教师劳动的空间;人的发展的无限性向教师提出无限量的时间要求。

4. **劳动的长期性,效果的滞后性**　十年树木,百年树人,人的成长不是在短时间内完成的,无论是一种知识的掌握,还是道德观念、行为习惯的养成都需要一个长期反复的过程,因此教师要把教育对象培养成社会所需要的各种人才,就需要劳动较长的周期。

教育规律表明,教育劳动的效果不是立竿见影的,它需要一个积累的过程。这就决定了教师的劳动是一种潜在形式的劳动。它的长期性决定教师劳动不仅要从当前社会需要出发,而且还应从一个周期劳动结束时的社会需要出发考虑。教师劳动总是指向未来的。

5. **劳动的创造性**　因材施教:由于教育对象的特殊性,身心发展、个性发展都各有特点,这就决定了教师必须不断探索创新,要因人、时、地而异地选择和创造新的教育方式和方法,扬长避短,灵活地、创造性地解决问题。

(1) 创造性地运用教学原则和方法:教育有原则可循,但无死框框可套;教育有方法可依,但无定法可抄。教师必须根据不同情况,创造性选择、运用教育原则、方法,并经常探索新的、行之有效的教育原则和方法。

(2) 创造性地运用各种教育影响,必须发挥每个教师的判断能力、综合力、驾驭能力和创造能力去巧妙地运用社会对学生的影响,化其弊,扬其益。

(3) 创造性地组织、加工教学内容。

(4) 灵活运用教育机智:教育机智是对突发性教育情景作出迅速恰当处理的随机应变能力。

笔记栏

教师要善于捕捉教育情景中的细微变化,迅速机敏地采取适当措施,并创造性地利用突然发生的情况把教育活动引向深入。

6. 劳动的示范性与感染性　　第斯多惠说"教师本人是学校最重要的师表,是最直观、最有教益的模范,是学生最活生生的榜样"。教师的思维方式、学习方法和个性品质,都在潜移默化地影响学生。无论传授知识技能,还是思想品德,凡是要求学生做到的,教师都要明确作出示范。

教师要想取得好的教育效果,就必须用真挚的感情和优良的个性品质去打动学生的心灵。善于理解学生、关心及启迪学生。失去感染力的教师,不会取得一流的教育成绩。

二、教师的权利与义务

为了切实保证教师能够充分发挥自己的职能作用,顺利地开展教育教学工作,在《中华人民共和国教师法》中明确规定了教师的权利与义务。

(一) 权利

(1) 进行教育教学活动,开展教育教学改革和实验。

(2) 从事科学研究、学术交流,参加专业的学术团体,在学术活动中充分发表意见。

(3) 指导学生的学习和发展,评定学生的品行和学习业绩。

(4) 按时获取工资报酬,享受国家规定的福利待遇以及寒暑假期的带薪休假。

(5) 对学校教育教学、管理工作和教育行政部门的工作提出意见和建议,通过教职工代表大会或者其他形式,参与学校的民主管理。

(6) 参加进修或者其他方式的培训。

(二) 义务

(1) 遵守宪法、法律和职业道德,为人师表。

(2) 贯彻国家的教育方针,遵守规章制度,执行学校的教学计划,履行教师聘约,完成教育教学工作任务。

(3) 对学生进行宪法所确定的基本原则的教育和爱国主义、民族团结的教育,法制教育以及思想品德、文化、科学技术教育,组织、带领学生开展有益的社会活动。

(4) 关心、爱护全体学生,尊重学生人格,促进学生在品德、智力、体质等方面全面发展。

(5) 制止有害于学生的行为或者其他侵犯学生合法权益的行为、批评和抵制有害于学生健康成长的现象。

(6) 不断提高思想政治觉悟和教育教学业务水平。

三、教师的职责与角色

(一) 教师的职责

在我国,教师的根本职责是"教书育人",主要包括以下三个方面。

(1) 做好教学工作:教学是教师的主要任务。

(2) 做好思想品德教育工作:对学生进行思想品德教育是教师的经常性工作之一。通过多种途径教育学生,努力培养学生具有明确的社会主义政治方向、辩证唯物主义的世界观和良好的道德品质。

(3) 关心学生的身心健康:我国的教育目的要求培养学生既具有良好的智能素质、思想素质,又具有良好的身体素质。教师要合理安排学生的学习和文体活动,培养学生良好的卫生习惯,不断提高学生的身体素质。

(二) 教师的角色

"角色"是一个人在多层面、多方位的人际关系中的身份和地位,是一个人在某种特定场合下的义务、权利和行为准则。根据国内外教育学家对教师角色的理解,教师角色包括:知识的传递者、教学的设计者、学习的促进者、课堂的组织者和管理者、学生的伙伴、科学的研究者。

笔记栏

四、护理教学教师的职业道德与素养

护理专业教师的职业道德是护理专业教师从事护理教育工作时应当遵循的行为准则和规范。在社会主义条件下,该职业道德既需要与社会主义道德规范保持一致,又有其与护理教育职业相联系的特点,主要包括以下几点。

(一)对待护理教育事业的道德

忠诚于护理教育事业,既是一个道德信念,也是护理专业教师最崇高的美德。包括爱护理教育事业;不计得失,富于自我牺牲精神;高度的责任感、强烈的事业心。

(二)对待学生的道德

热爱学生是护理专业教师职业道德的核心,是最崇高的道德感情,是教师处理师生关系的行为准则。包括关心、了解学生;尊重、信任学生;严格要求学生;对学生一视同仁。

(三)对待教师集体的道德

护理教师之间的关系,以及护理专业教师与整个教师集体之间的关系,是护理专业教师道德生活中的一个重要领域。这不仅反映了护理专业教师本人的道德水准,还直接影响教育效果的好坏。包括尊重信任其他教师;支持和配合其他教师工作;尊重依靠教师集体。

(四)对待自己的道德

以身作则,为人师表;学而不厌,努力进取。

五、护理教学教师的智能结构

(一)知识结构

1. 广泛而深厚的科学文化基础知识 各门学科的知识不是孤立的,知识一体化的趋势正在不断增强,同时,正在成长中的青年学生求知欲强,信息获得渠道多。因此,护理教师只有掌握广泛、深厚的科学文化基础知识,才可能满足学生对知识的渴求。

2. 系统精深的专业学科知识 护理教师所掌握的学科知识必须大大超过课程标准的要求,才可能使学生在护理领域中达到较高的水平,掌握真才实学,适应专业发展的需求。

3. 丰富的教育科学知识与心理科学知识 必须按照教育科学和心理科学所揭示的教育规律和学生身心发展规律,指导教师自己的教学实践,使教育、教学真正有效地影响学生,使学生各种潜能得以充分发展。

(二)能力结构

1. 教学能力 应当具备的最基本的能力之一,分为教学认知能力、教学操作能力和教学监控能力。

(1)教学认知能力:它是整个教学能力结构的基础。

(2)教学操作能力:指护理教师在教学中使用策略的水平,是教学能力的集中表现。

(3)教学监控能力:是护理教师体现教学能力的关键。指教师为了保证教学达到预期目的而在教学过程中将教学本身作为意识对象,不断地对其进行积极主动的反馈、调节和控制的能力。

2. 组织能力 护理教师要使护理教育和教学活动有系统、有序及高效地展开,护理教师必须具备多方面的组织能力,包括组织课堂教学、临床见习和实习的能力、组织学生的能力、维持正常教学秩序和纪律的能力、组织和加工教材的能力等。

3. 语言表达能力 是护理教师必须具备的基本功之一,有口头和书面两个方面。

4. 沟通能力 善于倾听学生的倾诉与理解学生,同时能准确、恰当地将自己的要求和意见传递给学生,使其易于理解和接受;善于与其他教师交流,取得支持和帮助;善于与家长、教学医院和社区保健部门沟通、联系,协调各方面的教育影响,取得协作与配合。

5. 研究能力 当代护理教师必备的重要能力。

笔记栏

第二节　护理教学的学生

一、护理教学学生的基本属性

护理教学的学生是护理学专业教育活动中的活动对象。他们在专业化学习过程中通过专业训练，习得专业理论知识和专业技能，从而逐步提高自身从业素质，成为一个合格的护理学专业人员。作为受教育者，应具有以下基本属性：

（一）发展潜能

每个人都具有一定的潜能，学生更是如此。从开始学习到毕业，他们身心的各个方面都潜藏着各种发展的可能性，一切都处于变化之中，具有极大的可塑性。如果教育得法，就可使他们获得最佳发展，成为本专业的合格人才。

（二）发展需要

基于学生发展需要的多面性，护理教学通过全面发展，各层次的培养，完成最终的教学任务。

（三）发展的主观能动性

1. 独特性　每个学生都是独特的个体，具有不同的认知、意志水平及区别于他人的个性特征。

2. 选择性　学生可根据自身的喜好、条件、能力选择符合自己的兴趣和需求的学习内容，专业发展方向。

3. 创造性　学生的学习不是简单的复制过程，而是经常以批判与怀疑的态度，接受教育的影响，并产生自己的思考和创新的过程。

因此，护理教育者必须尊重和调动学生的积极主动性，培养他们的创新精神，这样才能培养出适应当代社会需求的高素质的护理人才。

二、护理教学学生的权利与义务

（一）权利

包括国家宪法和法律授予所有公民的权利，教育法律、法规授予尚处于学生阶段的公民权利以及医学专业教育特点授予医学生应享有的权利。

1. 人身权　按照我国《宪法》，学生享有平等权、人身自由权等。因此学校应尊重学生自由，尊重学生人格，保护其隐私，促进其身心健康。

2. 在校学生阶段的权利

（1）参加学校教育教学计划安排的各项活动，使用学校提供的教育教学资源。

（2）参加社会服务、勤工俭学，在校内组织、参加学生团体及文娱体育等活动。申请奖学金、助学金及助学贷款。

（3）在思想品德、学业成绩等方面获得公正评价，完成学校规定学业后获得相应学历证书、学位证书。

（4）对学校给予的处分或处理有异议，向学校或者教育行政部门提出申诉；对学校、教职员工侵犯其人身权、财产权等合法权益，提出申诉或者依法提出诉讼。

（5）法律、法规规定的其他权利。

3. 临床实习的权利　知悉实习的安排；提供良好的学习环境与材料；有合格的带教老师；对教师要求其执行，但自己在实习中未曾学过或自认为尚不熟练的技能，有权拒绝执行；有权询问评价结果。

（二）义务

1. 普通高等学校学生的共性义务

（1）遵守宪法、法律、法规。

笔记栏

（2）遵守学校管理制度。

（3）努力学习,完成规定学业。

（4）按规定缴纳学费及有关费用,履行获得贷学金及助学金的相应义务。

（5）遵守学生行为规范,尊敬师长,养成良好的思想品德和行为习惯。

2. 护理学专业学生的义务

（1）尊重、珍视每一个生命,平等、关爱每一个患者。

（2）努力学习专业知识和各项护理技术。

（3）按要求参加临床见习和实习,并在带教老师的严格指导下进行临床工作。

第三节　护理教学的师生关系

一、护理教学师生关系的基本特征

护理教学的师生关系是指护理教育活动中,教师和学生为实现护理教育目标而以一定的方式结成的相互之间的动态联系。在这种关系中,教师和学生显示出各自的角色、地位、行为方式和相互的态度。护理教学的教师与学生之间是相辅相成,相对存在的。同时,又具有相互影响和建构的互动性。在教师的主导下,发挥学生的主动性,这应当成为师生关系的主要特征。学校的教育活动是师生双方共同的活动,在一定的师生关系维系下进行,因此良好的师生关系是教学活动取得成功的必要保证。

（一）基本特征

（1）尊师爱生,相互配合

（2）民主平等,和谐亲密

（3）共享共创,教学相长

二、师生关系的类型

师生关系是一个多层次多侧面的概念。根据师生相互作用方式不同,可以分成三种类型,即专断型、放任型和民主型,不同类型有着不同的特点。

（一）专断型

在专断型师生关系中,教师对学生不够热爱和尊重,经常使用权威和强制手段管理学生,教育方法简单、粗暴甚至苛刻。学生对教师缺乏了解,表面畏惧、背后抗拒,处于被动地位。师生缺少交流沟通,关系疏远,甚至紧张。以"教师论"为中心。

（二）放任型

教师对学生不冷不热,对学生的问题不闻不问,采取放任自流的态度。学生对教师的存在与否也持无所谓的态度,消极对待教师提出的要求。师生之间交往甚少,交流有限,关系平淡。以"学生论"为中心。

（三）民主型

教师热爱、关心、尊重和信任学生。学生理解和尊重教师,主动配合教师教学活动,虚心接受教师的指导。师生之间交往较多,互相支持配合,关系正常、密切和融洽。从各种师生关系所表现的特点和教学效果来看,民主型是最佳师生关系模式。在教师与学生之间只有建立起一种民主、平等、相互支持的师生关系,才能实现促进学生自主发展的目标。

三、良好师生关系建立的基本策略与作用

（一）基本策略

师生关系总是建立在一定社会背景下的,要建立民主平等、和谐亲密、充满活力的师生关系,必

笔记栏

须从护理院校环境、教师、学生等方面探寻策略。

1. 树立正确的学生观　　学生是学习活动的主体,离开学生则无所谓教师。学生是具有独立人格的个体,在教学活动中,教师要深入了解学生的需求,尊重学生的人格,公平地对待每一个学生,主动与其沟通,善于交往,师生关系才会和谐。

2. 提高教师自身素养　　教师的师德修养、学识水平和教学能力是形成良好师生关系的基础条件,尤其是教学能力和水平。当教师拥有高尚的职业道德、严谨的治学态度、渊博的人文知识、与时俱进的专业水平,健康的心理品质,方可成为学生的良师益友。

3. 营造良好的校园环境　　一方面尊重学生、关心、信任学生,满足学生全面发展的需要。另一方面尊重教师,积极为教师发展提供良好的工作生活条件,尊重他们的人格和劳动成果。

4. 学生必须尊重教师　　我国自古就有"一日为师,终身为父"的传统理念。学生应尊重教师的人格,尊重其劳动及成果,虚心学习。同时,学生应坦诚地与教师交流,在学习过程中,敢于质疑、创新,与教师共同促进护理科学不断发展。

(二)作用

1. 提高教学质量　　师生关系是影响教学质量最直接、最具体、最经常、最活跃,也是最重要的因素。良好的关系可以激发教学激情,激活学生思维,充分调动学生学习的主动性与创造性,从而提高人才质量。

2. 愉快工作与学习　　良好的师生关系能够使教师和学生交往的需要得到满足,建立信任、亲密关系,产生工作和学习的愉快感。

3. 建立师生互信　　师生之间的信任,可以使教师更清晰地了解学生的思想动态和个性特点,从而取得良好的教育效果。此外,师生间积极肯定的认识,可以促进教育过程的进行,取得更好的效果。

小　结

护理教学的教师与学生如图 6-1、图 6-2、图 6-3 所示。

护理教学的老师
- 教师劳动的价值与特点
- 教师的权利与义务
- 教师的职责与角色
- 护理教学教师的职业道德与素养
  - 对待护理教育事业的道德
  - 对待学生的道德
  - 对教师集体的道德
- 护理教学教师的智能结构
  - 知识结构
  - 能力结构

图 6-1　护理教学的老师

护理教学的学生
- 护理教学学生的基本属性
  - 发展潜能
  - 发展需求
  - 发展的主观能动性
- 护理教学学生的权利与义务

图 6-2　护理教学的学生

护理教学的师生关系
- 护理教学师生关系的基本特征
- 师生关系的类型
- 良好师生关系建立的基本策略

图 6-3　护理教学的师生关系

【思考题】

（1）你如何看待现代护理教学对教师职业道德与素养的要求？

（2）护理学专业教师在与学生交往过程中，建立良好的师生关系有何意义？

（3）请解释为何有的老师上课受学生欢迎，而有的老师则相反？

（王　艳）

笔记栏

推荐书目及网站

奥苏伯尔. 教育心理学——认知观点. 北京：人民教育出版社,1994.

布兰思福特. 人是如何学习的——大脑、心理、经验及学校,上海：华东师范大学出版社,2002.

加涅著. 学习的条件和教学论. 上海：华东师范大学出版社,1999.

姜安丽. 护理教育学. 第三版. 北京：人民卫生出版社,2012.

李小寒. 护理教育学. 第二版. 北京：人民卫生出版社,2013.

李艳菊,吴光亮,范国珍. 护理教学应注重学生思维能力培养. 中国实用护理杂志,2000, 16(3)：5.

孙宏玉,孟庆慧. 护理教育学. 第二版. 北京：北京大学医学出版社,2015.

万盈璐,刘义兰,阮满真. 学生对教师的评估与护理教学的关系. 护士进修杂志,2004,19(5)：467－468.

朱雪梅,潘杰. 护理教育学. 武汉：华中科技大学出版社,2016.

参考文献

姜安丽. 21 世纪护理教育发展现状及我国护理教育面临的挑战和发展策略. 解放军护理杂志，2004，21(12)：1-3.

姜安丽. 护理教育学. 第三版. 北京：人民卫生出版社，2012.

李丽萍. 护理教育学. 杭州：浙江大学出版社，2009.

李小寒. 护理教育学. 第二版. 北京：人民卫生出版社，2013.

李晓婷，周静. 护理教育的现状及问题与改革发展的思路. 教育界：高等教育研究，2016(3)：114.

刘扬. 我国高等护理教育的发展及改革方向. 中华现代护理杂志，2002，8(3)：226-227.

皮连生. 学与教的心理学. 上海：华东师范大学出版社，2009.

王绣瑛. 护理发展简史. 上海：上海科学技术出版社，1987.

夏哲远，殷婷婷，黄榕等. 布卢姆教育目标分类理论在护理领域的应用研究. 护理管理杂志，2014，14(4)：249-251.

郑修霞. 护理教育学导论. 北京：北京大学医学出版社，2011.

Glasgow M E，Dunphy L M，Mainous R O. Innovative nursing educational curriculum for the 21st century. Nurs Educ Perspect，2010，31(6)：355-357.